飲むだけでやせる！　健康になる！
魔法のこんぶ水

喜多條清光

GENTOSHA

JN260142

装幀　石間　淳
装画　小巻
料理レシピ作成（87〜109頁）　井原裕子
イラスト　オザワミカ
編集協力　谷村和典（編集工房・鯛夢）
　　　　　加藤真理
DTP　有限会社 中央制作社

はじめに

やせる、美肌になる、誰でも料理名人になれる こんぶ水は「奇跡の水」かもしれない

　こんぶといえば、世界に冠たる日本料理、和食を支えてきた日本特有のすぐれた食材だということはどなたもご存じだと思います。それなのに「こんぶ水でやせる」とか「こんぶ水で美肌になる」ってどういうこと？

　まあ、それはしごく当然の疑問でしょうけれど、「こんぶの本場」といわれる大阪のこんぶ屋のおやじとして申し上げれば、多くの皆さんからそういう声が続々届けられている事実があるのです。

　実は、このところ僕が皆さんにおすすめしているものに「こんぶ水」と「スーパーこんぶ水」があるのですが、これによっててっとり早く、簡単に、誰でも「こんぶパワー」を体に取り入れることができるようになりました。

「やせた」「美肌になった」といった声は、この「こんぶ水」や「スーパーこんぶ水」を日常生活に取り入れ始めた人たち、いわば「こんぶ水生活」を始めた方々が

届けてくれたものなのです。

もともと、こんぶには脂肪を体外に出す力や腸内活動を活発にする力があるといわれていますが、従来のこんぶの調理の仕方やこんぶ料理では、そういった絶大なこんぶパワーを手軽に、かつ十分に体に取り入れることはむずかしかったのだと思います。

あるいは、こんぶは扱いがむずかしい食材であるかのようなイメージが広まって、こんぶを使う調理や料理そのものが少なくなっていたということもあります。

でも、こんぶの旨味《うまみ》のすごさや多様なパワーについて知っている私は、もっともっと生活の中にこんぶを溶け込ませたい、使用の仕方を広げたいと考えていたのです。

そうして最近、細く切ったこんぶ10グラムを1リットルの水につけて作る「こんぶ水」や、その「こんぶ水」に5グラム（小さじ1）の塩を加えて作る「スーパーこんぶ水」を考案しました。

このこんぶ水を毎日飲む、またスーパーこんぶ水を調理に使うといった、いわば「こんぶ水生活」を続けることによって、とても簡単にさまざまなこんぶパワーを体に取り入れることができるようになったのです。

こんぶ水生活を続けるといっても、水を飲むとか料理を作りそれを食べるといったことは、日常生活に当たり前にあることですから、何の苦労もありません。

こんぶパワーを取り入れることによる、「やせる」とか「血圧が下がる」といった健康面の効果、あるいは「美肌」になるといった美容上の効果などは、個人個人の目的や悩みに応じたプラス面ということになるでしょう。

それだけでなく、日常の食生活を見ても、もともと料理が得意でなかった人、料理の初心者、ちょっとものぐさな人たちが、こんぶ水、スーパーこんぶ水を使うことによって、驚くほど簡単に「いい味」を手に入れることができるようになりました。

つまり、誰でも「料理名人になれる」というわけで、このこともこんぶ水、スーパーこんぶ水のすごいところだと、発案者である僕自身が驚いているのです。

本書では、飲んで健康になるこんぶ水、料理に簡単に使えていい味に導くスーパーこんぶ水について、その作り方から活用の仕方まで、老若男女、誰にでもわかるように解説をしてあります。

ぜひ、一人でも多くの皆さんにこんぶ水とスーパーこんぶ水の威力を実感していただきたいと願っています。

目次

メッセージ 1

味覚がおかしくなった日本人の舌を「スーパーこんぶ水」で正常に戻す

毒入り食品を飲み込むか、吐き出すか

数年前に世間を騒がせた「中国産の毒入りギョーザ事件」を覚えている方は多いと思います。大衆商品ですから全国に流通し、日本各地で被害者が出たわけですが、このとき、同じように口に入れて、大ごとになった人もいれば、何事もなく過ごした人もいるというふうに、結果が大きく分かれることになったのでした。

それはどういうことでしょうか。簡単です。口に入れた毒入りギョーザを飲み込んだか、すぐ吐き出したか。その違いです。

では、その違いは、どうして生まれたのでしょうか。これも簡単です。人間はさまざまな安全性、危険性に対するセンサーを本能的に持っているのですが、食べ物の場合は、まず第一に舌がそのセンサーになります。

日本国内で作った冷凍食品のなかに農薬が入っていて大騒動になったこともありま

した。その事件では、大事に至らなかったのが幸いでしたが、自分の味覚で食の安全を守れるのがなによりですね。

口のなかに入った食べ物を、大丈夫だから飲み込むか、何か変だから吐き出すか、そこを感知するのが私たちの舌。その大事な舌センサーが正常に作動していればいいのですが、もし変調をきたしていたらどうでしょう。

私は、食の安全が脅かされるこれらの事件を見聞するとき、このことをいつも思うのです。危ないものを危ないと感じられない舌。こうした変調をきたした舌を持ったまま、平気で暮らしている日本人が、この数十年の間に非常に多くなったように思います。

壊れた舌を正常に戻し、自分のいのちを守る

もっとシンプルにいえば、いたんだものを平気で飲み込んでしまう人と、口に入れた瞬間に吐き出してしまう人がいるということですね。

どっちに転ぶか。その判断を瞬時にしてくれるのが「味覚」です。このことだけで

も、味覚が人間にとってどれだけ大切な機能、感覚なのか、おわかりいただけると思います。

ただ、残念ながら「味覚」ということを誤解している人がたくさんいます。味覚とは、一般にいわれているような、味のいい、悪いを感じ分けるだけのものではありません。たとえていえば、この甘さ、この酸っぱさが安全かどうか、そこをまず見極める感覚なのです。

僕は冷蔵庫に入れておいたものでも、いたんでいる食物はのどを通りません。ところが、今の人たちは賞味期限しか信用できないようで、賞味期限を見てＯＫならば、平気で何でも食べてしまいます。自分の舌より賞味期限、というわけです。

そうして、本来正常な、危険を感知する舌を持っていた人たちまでが、舌に、つまり味覚に変調をきたしている。これが日本人の現在の「舌」＝「味覚」が陥っている現状ではないかと思っているのです。

なぜ、日本人の舌がそうなってしまったのか。

いくつかの要因があるでしょうけれど、ひとつにはいわゆるジャンクフードの普及があるのではないかと僕は見ています。いってみれば、ここ数十年の間に入ってきた新しい「フード」によって日本人の舌は壊されてしまったのかもしれません。

現在、いろいろな懸念がありながら、TTPの交渉が進んでいます。いずれにしろ近々に、今まで日本人が食べたことのないような「食物」がさまざまな国から入ってくることになるでしょう。

そうしたとき、自分の身の安全を守るということを考えれば、「変だな」とか「これは食べないほうがいいかな」とか感じられないような舌、味覚であっていいわけがありません。

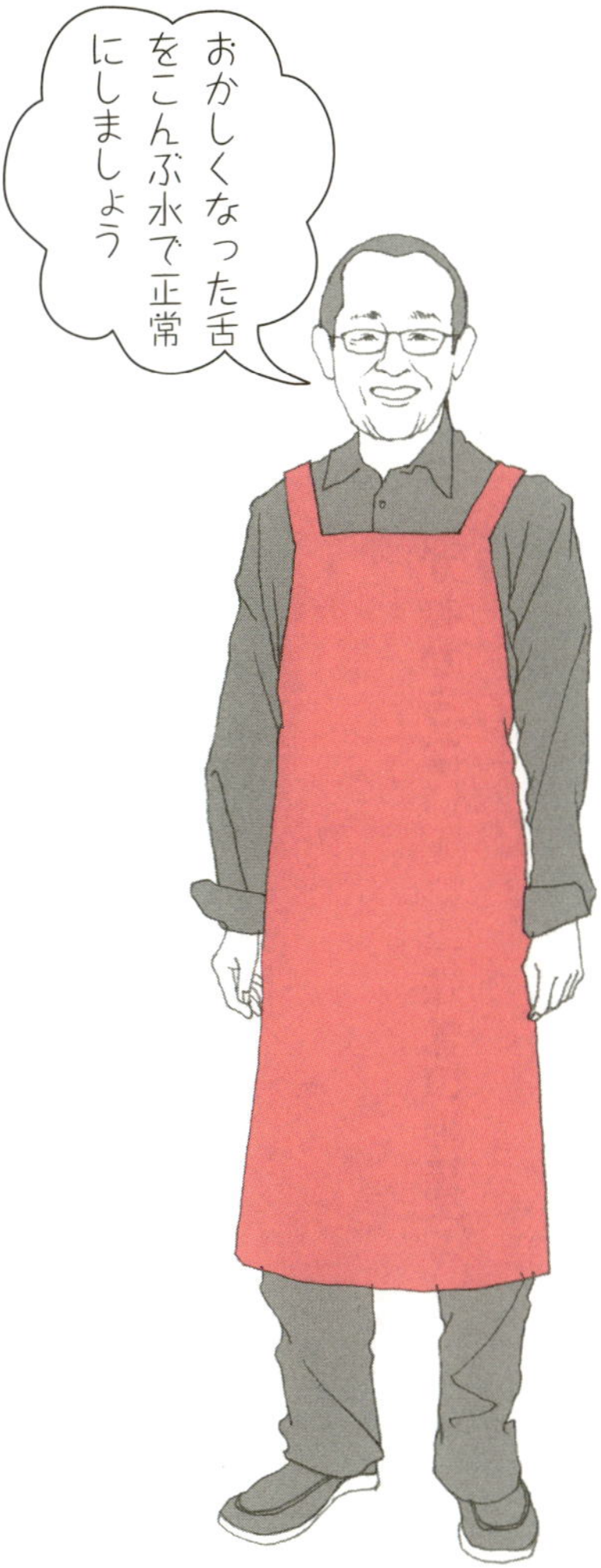
おかしくなった舌をこんぶ水で正常にしましょう

では、どうするか。簡単です。おかしくなってしまった日本人の舌を正常に戻す。これしかありません。そして、そのための有効な手段が、実はこんぶ水の使い方にあるのです。

「美味しい感覚」がわからない人に「味覚の訓練」

日常的な話題でいえば、美味《おい》しいものを美味しいと感じられない、あるいは、ものを食べて「美味しいと思ったことがない」という人、もっといえば「美味しいという感覚がわからない」という人が増えています。

「美味しい」という感覚を持ったことがない、と聞いて僕などは「うそでしょ」というくらいびっくりするのですが、ほんとうに、そういう人が増えているのです。

味覚障害とまではいわなくても、「何が、どういうのが、美味しい味なのかわからない」ということになると、当たり前の話ですが、自分で美味しい料理などできるわけがありません。

美味しいがわからないのですから、これまた当然のことながら、自分で味付けができない人が増えています。

日本人の舌はそこまで壊れてしまったか、と悲しくなります。ただ、これは外食産業やらジャンクフードを非難するだけでなく、日本の味の根本であるこんぶに関わってきた私たちにも責任の一端があるのではないかとも考えるようになりました。

では、どうすればいいのでしょうか。

舌を正常に戻すための「味覚の訓練」をすればいいのです。つまり、「美味しい味」がわからないのなら、「最初から、これがおいしい味なんですよ」というものを教えてあげましょう、ということに話は移ります。

味のスタンダードの修得。つまり味覚の訓練です。しかも、この訓練にはむずかしいことはひとつもありません。誰でもできるというレベルです。

たとえばスポーツの訓練を毎日時間を決めて継続的にやりましょうというと、けっこうきついものがあります。でも、食べ物はいやでも一日三回口にするのですから、それに便乗して「味覚の訓練」をする。これほど簡単な話はありません。

「スーパーこんぶ水」で美味しい感覚を取り戻す

僕が最近、皆さんにおすすめしている「味覚の訓練」の方法は、1リットルのこんぶ水に5グラムの塩を入れた「スーパーこんぶ水」を料理に使うということです。

こんぶ水とは、1リットルの水に10グラムの刻みこんぶを入れて作るもので、これが本書の基本中の基本。刻みこんぶの作り方、こんぶ水の作り方などは一から本書で展開していきますが、こんぶ水は健康やダイエット、美肌のために飲み、料理に使うものです。

一方、こんぶ水に5グラムの塩を入れた、つまり0・5パーセントの塩分のこんぶ水＝スーパーこんぶ水は、料理だけに使うもの。普通のこんぶ水との違いは基本的にここにあります。

味のなかでも「旨味」の研究をされている北海道大学名誉教授の栗原堅三先生は「0・58パーセントの塩分がいちばん旨味を感じる」とおっしゃっていますが、それはスーパーこんぶ水の0・5パーセントの塩分というのに符合しています。

しかも、5グラムの塩というのはちょうど小さじ1杯分ですから、わかりやすいし覚えやすい。

少なくとも、0・5パーセントの塩分のこんぶ水＝スーパーこんぶ水を使って調理をすれば、何を調理しても美味しくなりますし、体にもいい、ということになります。塩を入れるといっても、塩自体が悪いわけではありません。塩の取りすぎがいけないのです。

ですから、最初からちょうどよい塩分になっているスーパーこんぶ水を調理に使えば、ほかに塩分を使うこともないわけで、調理的にも、健康面にもとても具合がいい。もちろん使い勝手がいい。それを知ってほしいと思います。

味覚細胞は3週間で入れ替わる

塩分0・5パーセントのこんぶ水＝スーパーこんぶ水は、味覚をジャンクフードに侵された人にとってはものすごく薄くて、ひょっとしたら味がないように感じられるかもしれません。でも、大丈夫。「味蕾《みらい》」は3週間で入れ替わります。

「味蕾」とは舌の粘膜の中にある、感覚細胞でできている芽のようなもの。味覚芽とも呼ばれ、味覚をつかさどりますが、実はこの細胞が3週間で入れ替わるのです。

ですから、3週間といわず、まず10日間、スーパーこんぶ水で調理したものを食べる、つまりスーパーこんぶ水で舌を訓練してみてください。

そうすると、必ず、食べ物が美味しい、と感じるときがやってきます。

あなたの舌が生まれ変わりつつあるということです。まさに「味覚の訓練」による素晴らしい成果です。

そうして3週間、舌の味蕾がすっかり入れ替わる頃には、あなたの壊されていた舌が、味覚が、正常に戻っているはずです。

ですから、食生活を「こんぶ水生活」「スーパーこんぶ水生活」に変えてみるというのは、壊された日本人の味覚を取り戻す大チャンスだといってもいいでしょう。

3週間。しばらくの辛抱です。いや、壊された味覚が正常に戻るとすれば、3週間は短期間といってもいいかもしれません。

こんぶ水を飲み、スーパーこんぶ水で料理を作り始めてわずか3週間。あなたは、美味しいものが美味しいときちんと感じられるようになっていると思います。

料理名人になるには、まず舌からだといいますが、自分が美味しいと思う基準を持っていなければ、どうにもなりません。なにしろ、味付けというものができないのですから。

美味しい、美味しくないには個人差はありますが、「これが美味しいんだ」という基準を持っていないというのは、とても不幸なことだと思います。

ですから、自分の感覚のなかに「美味しい基準」を持っていてほしい。その感覚を身につけるために、こんぶ水やスーパーこんぶ水を使ってほしいのです。

スーパーこんぶ水の味を「美味しい」の基準にする

昔から日本料理の世界では、こんぶのいわゆる「お出し汁」が一番美味しいとされてきました。これは、本当にそうだと思います。そしてそれは、ほかの何かに替えることができるものでもありません。

ただ、プロの世界のレベルの話なら別ですが、家庭では実際のところ、美味しい「お出し汁」をきちんととるのはなかなかむずかしいし、手間もかかります。

あるいは日本料理、和食を学ぼうという普通の人たちに、講師である料理のプロたちがプロ的なやり方を教えてきたことが「こんぶはむずかしい、めんどくさい」というイメージを植え付けてきたのかもしれません。

そこで登場するのが、こんぶ水であり、それに5グラムの塩を加えたスーパーこんぶ水です。

使うこんぶは、普通に売っている出しこんぶならなんでも結構です。あとはできるだけ細く刻んで水に入れるだけ。それで、「お出し汁」と同様の旨味を手に入れられるのですから、こんなに簡単にできて、なおかつ重宝なものはないでしょう。

実際、1リットルの水に5グラムの塩を入れたものを飲めと言われても飲めるものではありません。でも、1リットルのこんぶ水は飲めます。もちろん、それに5グラムの塩を入れたスーパーこんぶ水も飲めますし、なにより料理を美味しくしてくれるのです。

ですから、まずスーパーこんぶ水の味を「美味しい」の基準と決める。その味覚を覚える。それで自分にとっての「美味しい感覚」を確立する。それでいい、ということです。

最近は、「マヨラー」などといって、なんでもかんでもマヨネーズをかけて食べる、ごはんにもマヨネーズをかけて食べる人がいるようですが、そういう人に、ぜひ、こんぶ水で炊いたごはんを食べていただきたいと思います。

もちろん、いつもの電気炊飯器で炊いていいのですから、誰だってできる話です。それだけで、確実に味が変わります。

「最近ごはんがおいしくなったとほめられて、なにか、不思議な気分。お水をこんぶ水にしただけなのに」という声をよく聞きます。こんぶ水、スーパーこんぶ水のおかげで、あなたも料理名人です。

むずかしいことは何もありません。こんぶ水を飲み、ごはんを炊く。そういうところから始めてみましょう。

ごはんだけでなく、たとえば「お吸い物」も作ってみようと思ったならば、今度はスーパーこんぶ水に15ミリリットルのしょうゆを加える。それだけのこと。そうして、その味を美味しいと感じる舌にしていけばいいということです。

自分の舌を正常化する、体を健康にする、体重や血圧を適正にする、美味しい料理を簡単に作る、家族を幸せにする。「こんぶ水のおかげ」は、簡単な入り口から始まって、どんどん広がっていくのです。

ステップ1

まず、こんぶ水を作りましょう

「美肌になる」「やせる」「味覚を正常にする」といった朗報をお伝えしたこんぶ水。このこんぶパワーを実感していただくために、まずはこんぶ水を作り、毎日の暮らしに取り入れてみませんか。

作り方はいたって簡単、こんぶをはさみで刻んでボトルに入れ、水を入れるだけ。これを僕は「こんぶ革命」と名付けました。このこんぶ水を冷蔵庫に保存しておけば、いつでもこんぶ水ドリンクが飲めますし、こんぶ出しとしていろいろな料理に使えます。

こんな手軽なこんぶ水パワーをぜひ試してみてください。

＊こんぶ水の作り方

1. 1回につき10グラムの出しこんぶを用意します。
2. 固くて切りにくい場合は霧吹きで水をかけるか、さっと水に浸して柔らかくします。
3. キッチンばさみでできるだけ細く切ります。
4. ポットに入れ、1リットルの水を加えます。
5. 3時間たったら使えます。
6. 冷蔵庫で保存し、10日以内に使い切ります。

12 こんぶに霧吹きで水をかけます

1回分としてこんぶ10グラムを用意します。市販の長いこんぶを買った場合は使いやすい大きさに切り、保存容器に入れておくといいですね。

そのまま切ってもいいのですが、固くて切りづらい場合は霧吹きで軽く水をかけ、湿らせて柔らかくするか、さっと水にくぐらせます。

こんぶには日高、羅臼《らうす》、利尻《りしり》など産地が明記されており、それぞれ値段も違います。煮物用や食べるこんぶ、酢を使って処理してあるものは不向きですが、「出し用」と表示されているものなら、どれでもかまいません。産地・値段はお好みで選んでください。

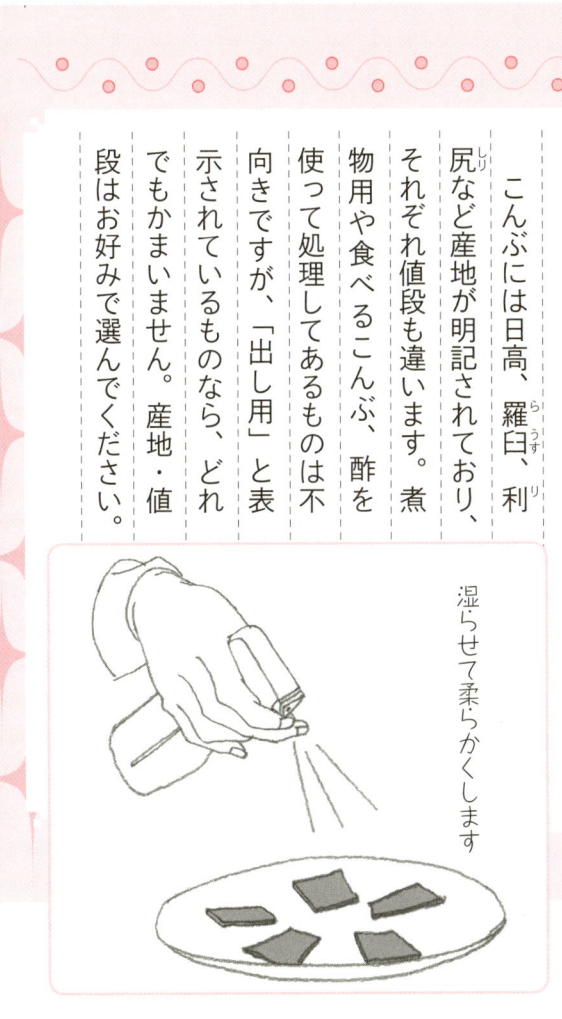

湿らせて柔らかくします

③ キッチンばさみで細く切ります

なぜこんぶを細く切るのでしょうか。それはこんぶの旨味、栄養成分は表面から出るのではなく、断面から出るからです。美味しいこんぶ水を作るのは、ここが最大のポイントです。

こんぶをキッチンばさみで切りますが、できるだけ細く、1～2ミリ幅に切ります。

1回に使用するのは10グラムですが、一度にたくさん切っておき、保存容器に入れておいても結構です。ただしその場合はよく乾燥させてください。刻んだこんぶも販売されていますので、それを使うのも手軽でおすすめです。ただしお酢を使ったこんぶはだめですよ!!

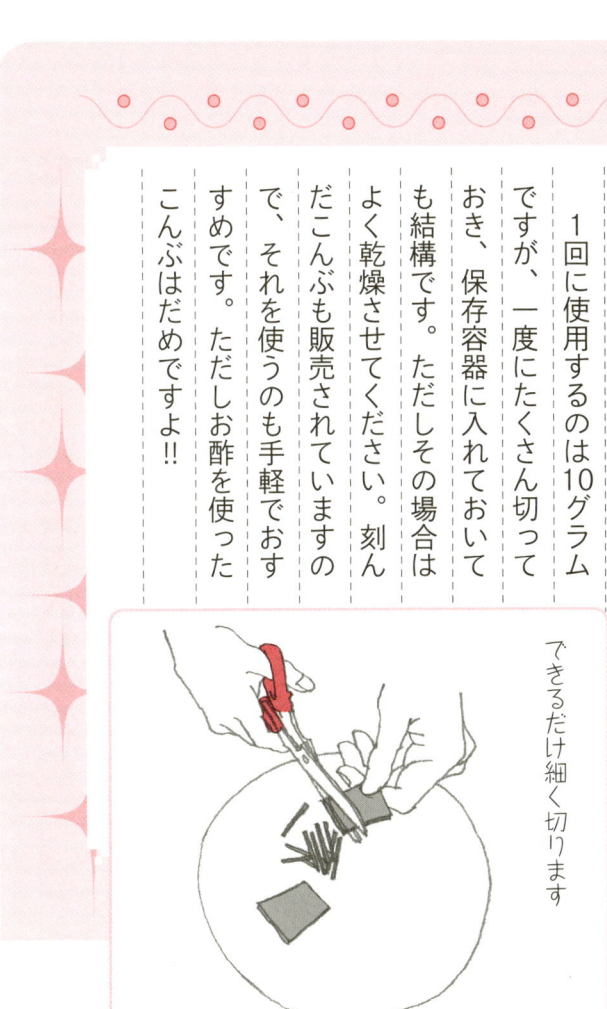

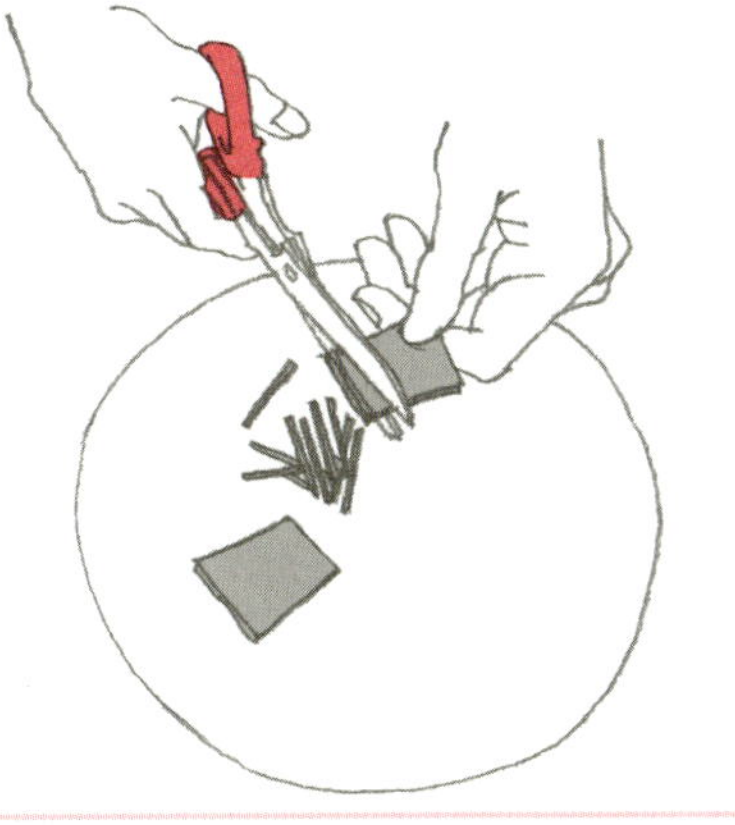

④ ポットにこんぶと水を入れます

ポットに刻んだこんぶ10グラムを入れ、1リットルの水を入れます。いわば水出しのこんぶ出し、これを飲むことで健康面でプラスになり、いつでも使える出しとして、毎日の料理作りに実力を発揮するこんぶ水マジックのでき上がり。

こんぶは二度使えます。

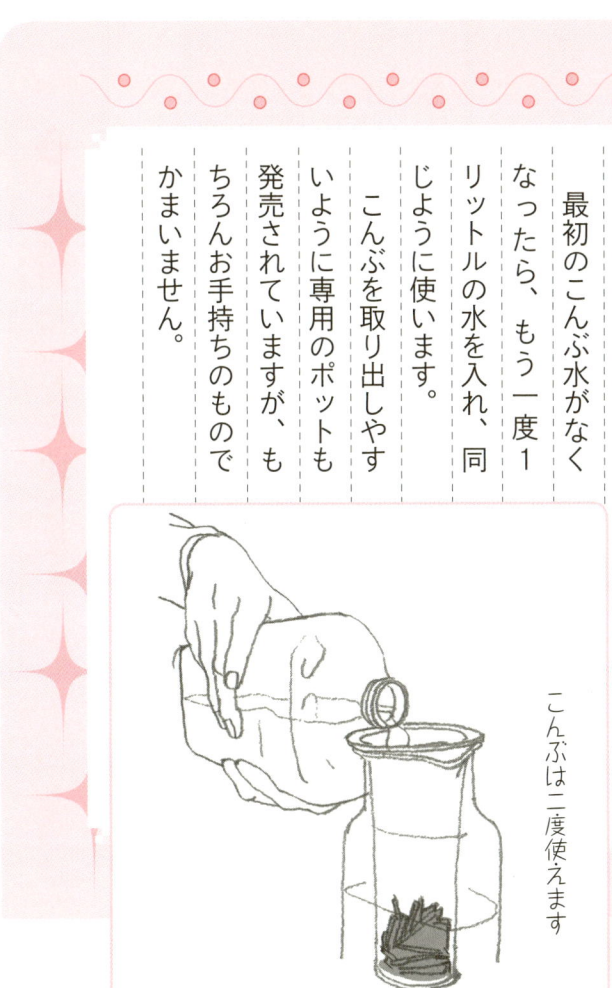

最初のこんぶ水がなくなったら、もう一度１リットルの水を入れ、同じように使います。

こんぶを取り出しやすいように専用のポットも発売されていますが、もちろんお手持ちのものでかまいません。

こんぶは二度使えます

5 3時間たったら使えます

細切りこんぶに水を注ぎ入れたらこんぶ水のでき上がり。でも、すぐには使わないでくださいね。3時間は待ってください。できたら一晩冷蔵庫に入れておいてください。こんぶの断面からトロリとしたエキスの出ているのがわかります。

こんぶ水がすぐれている点は、出しとして料理に使うと旨味のおかげで料理が薄味でも美味しくなることです。自然に減塩になり、高血圧予防になるのです。

お出しさえ美味しいものを使えば、素材を生かした薄味料理ができるのですから、まさに「奇跡のこんぶ水」というわけです。手軽に作り、美肌のため、健康のためにどんどん飲んだり、料理にも使ってほしいのです。

こんぶ水の作り方には決して失敗がありません。いつでも冷蔵庫にこんぶ出しが入っているので、朝起きたときにそのまま飲んだり、アレンジをしてドリンクにしたり、と大活躍しますよ。

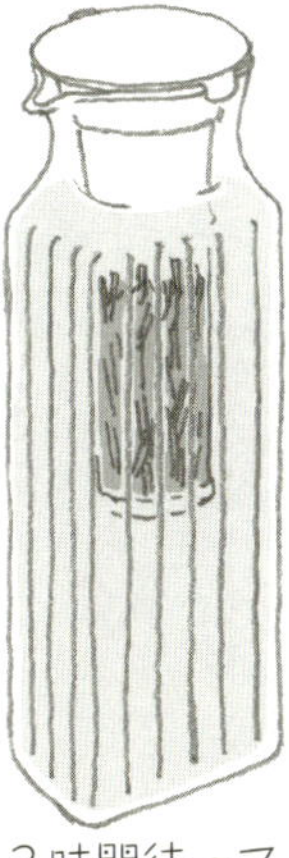
3時間待って

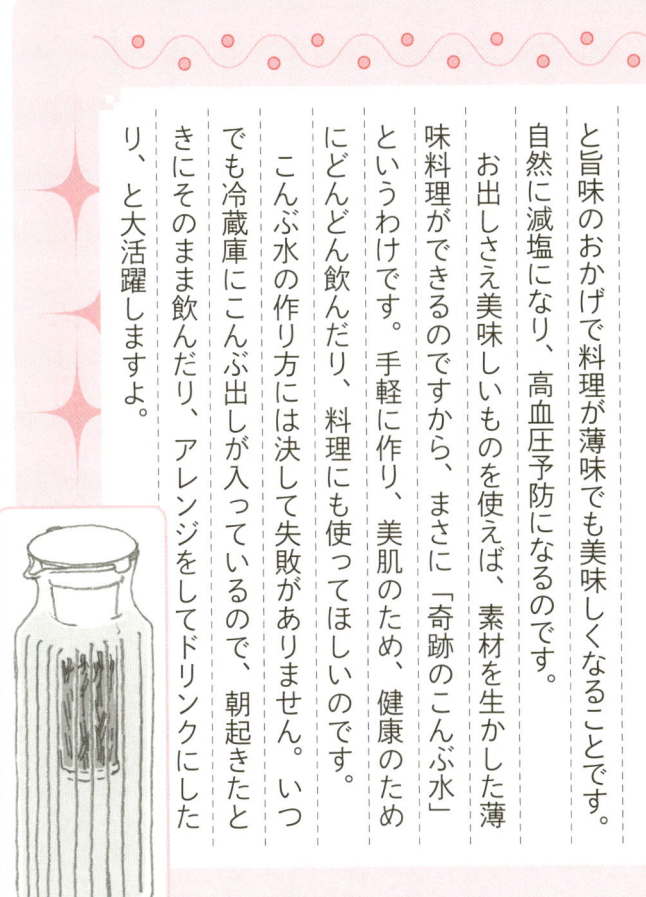

6 冷蔵庫で10日間保存できます

こんぶを水から沸かしてひく従来のこんぶ出しは日持ちがしません。ところがこんぶ水は長持ちすると知ったのは、恩師である爲後喜光先生のお話からでした。

京都の各地のお寺には大きな甕《かめ》にこんぶを入れた水が張ってあり、料理の都度《つど》それを使っていたそうです。そして、それは腐らないのです。そこからヒントを得て、水にこんぶをつけておくことを考えたのです。

保存は必ず冷蔵庫で。そして、健康のため飲んだり、料理のために使って、10日以内に使い切ってください。

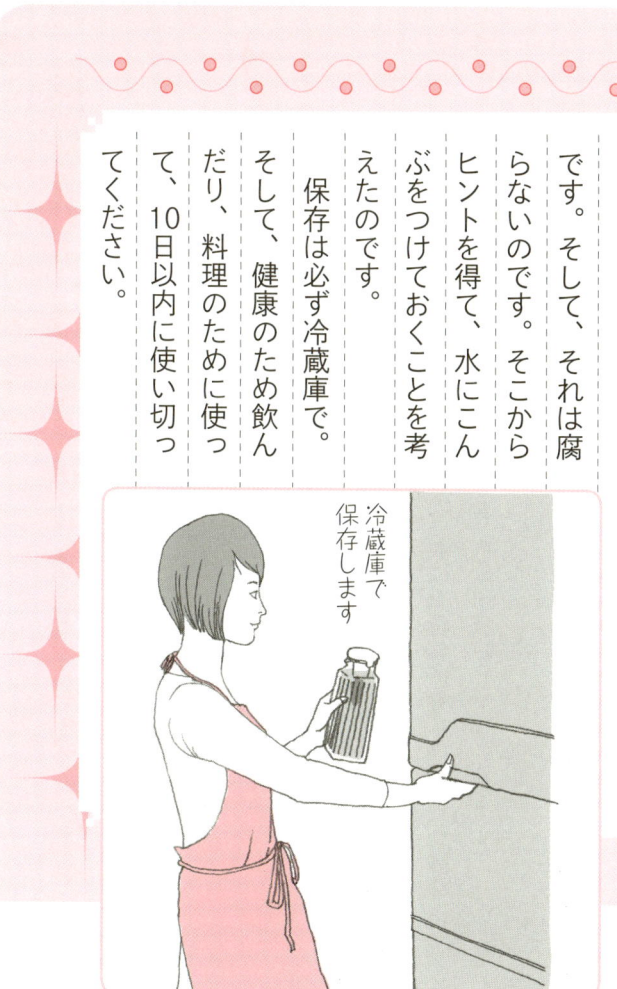

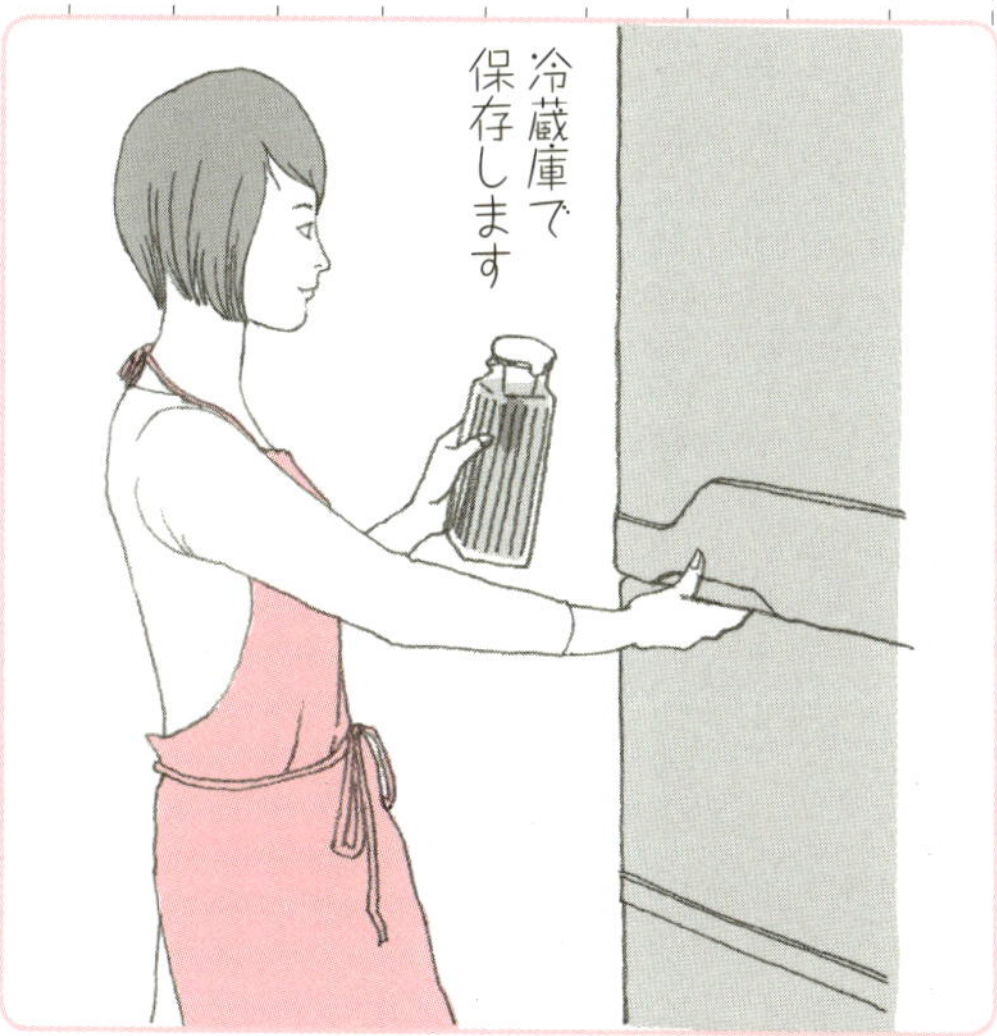

●「こんぶパワー」を科学する

肥満を予防し、健康効果を発揮するこんぶ

矢澤一良（東京海洋大学特任教授・農学博士）

肥満はこうして予防できる

簡単な話から説明を始めましょう。まず、基本的にこんぶは低カロリーの食材です。低カロリー食材だということが、肥満予防の第一条件だということは、皆さんご存じのとおりです。

そして次に、こんぶは水溶性、つまり水に溶けやすい性質を持つ食物繊維を多く含んでいるため、胃の中に入ったときにそこで水分を吸収してふくれます。ということは、感覚として満腹感をもたらしてくれます。

満腹感を覚えたら、余計なものは食べなくてすむ。あるいは、全体に少量ですむ。これは当たり前のことで、実にダイエットには好都合だということがおわかりいただ

けると思います。

また、こんぶには脂肪の吸収を抑える「脂肪吸収抑制作用」というものがあることがわかっています。

A、B2つの群れのマウスを使った次のような実験の結果で、その「抑制作用」を説明してみましょう。

A群のマウスには「高脂肪」のえさだけを与えます。一方、B群のマウスのほうにはA群に与えたものと同じ「高脂肪」のえさと、それに加えて、「こんぶを粉末にしたもの」を一緒に与える。こういう実験です。

このような実験を、38日間続けてみました。その結果、A群とB群のマウスたちにどういう変化、差異が表れたでしょうか。

なんと、A群のマウスに対して、えさと一緒にこんぶを食べたB群のマウスたちは、体重が一割抑えられているという結果が出たのです。

A群とB群の違いは、えさと一緒にこんぶを食べたかどうかだけ。それで、この体重差が出たのは、どういうわけなのでしょうか。

答えのひとつには、えさと一緒にこんぶを食べると、こんぶに含まれるアルギン酸が腸の中で脂肪分とくっついて、脂肪分を便と一緒に排出されるという効果が考えられます。つまり、こんぶパワーで脂肪の摂取を抑える、ということです。

さらに、そのアルギン酸などの食物繊維は、いわゆる「ぜん動運動」などの腸の動きを活発にしてくれます。このことで、便秘解消、快便効果がもたらされ、結果として体に吸収される脂肪分が少なくなる、という効果も指摘されています。なかでもダイエット中の人にとって、便秘解消は嬉しい効果といえるでしょう。

ひとつ、留意事項を加えるとすれば、食べるタイミング。こんぶはごはんなどほかの食材と一緒に食べるとそのダイエットパワーが最も発揮される、ということです。

高血圧、高血糖などの予防に効果あり

こんぶには、4つの大きな健康効果があるといわれています。「抗肥満作用」と「脂肪吸収抑制作用」、それに「糖質吸収抑制・血糖値上昇抑制」「脂肪組織や肝臓への脂肪蓄積抑制」の効果です。

これらの働きは、字を見るだけでメタボリックシンドローム(内臓脂肪症候群)や

生活習慣病に対して効果があることがよくわかると思います。

メタボリックシンドロームの代表的な症状としては、「高血圧」「高血糖」「脂質異常」がありますが、これらを放置しておくと、脳卒中、心疾患（心筋梗塞など）、糖尿病合併症（人工透析、失明など）に進展していくといわれています。

生活習慣病といわれるものには、がんのほか、メタボリックシンドロームからの進展が心配される心疾患や脳卒中などが含まれます。また、生活習慣病の肥満症、高血圧、糖尿病、脂質異常症が重なる場合は、「死のカルテット」と呼ばれています。

いずれにせよ、生活習慣病というくらいですから、これらの病気、症状には毎日の食事、食習慣が大きく影響しています。ですから、メタボリックシンドロームや生活習慣病に効果があるとされるこんぶを上手に日常の食生活に取り入れることが、健康にとって非常に重要な課題であることは言うまでもありません。

ここでも、マウスを使った実験の結果を報告しておきましょう。

A群のマウスには、「ブドウ糖」だけを与えます。一方、B群のマウスには「ブドウ糖」と「真こんぶ」を一緒に与えます。そうして調べた結果、「真こんぶ」を一緒に食べたB群のマウスたちの血糖値の上昇が抑えられていました。つまり、糖尿病の予防に効果があるということがわかったのです。

前項でも触れましたが、こんぶにはアルギン酸とフコイダンという水溶性の食物繊維が含まれています。このアルギン酸とフコイダンが、糖質、食塩、コルステロールなどが体内に取り込まれることを抑えてくれるのです。そして、抑えるだけでなく、体外へ排出することも促進してくれます。

これは何を意味するのか。血糖値の上昇を抑え、高血圧を予防するということです。

また、こんぶに含まれるフコキサンチンという色素成分にはコレステロール値低下作用があることが知られていますし、近年は脂肪の燃焼を促進し肥満を防ぐ効果があることも指摘されるようになりました。

こんぶは現代人の食生活に欠かせない

とにかく、こんぶという食物は、ミネラル分やビタミン、食物繊維の宝庫。ミネラル分とは、カルシウムやマグネシウム、鉄、カリウム、ヨウ素などのことですが、それは現代の食生活には欠かすことのできない栄養素。そのことは、「真こんぶ」と

「普通牛乳」に含まれる栄養素を比較した左の表を見れば一目瞭然です。

たとえば、カルシウムとマグネシウムは骨を丈夫にし、現代人のいらだつ神経を鎮める効果を発揮します。それは、心臓病の予防にも役立つことを意味しています。

ほかにも、こんぶには魚の脂と同じEPA（エイコサペンタエン酸）が含まれています。EPAは、ドロドロの血液をサラサラにする作用（血小板凝集抑制作用）があり、動脈硬化の予防の効果があるとされています。

こんぶは、簡単なレシピで毎日の料理に取り入れやすい食材です。しかも、美味しさもアップしてくれます。ぜひ皆さんも、日常生活に上手にこんぶを取り入れて、肥満予防を実現し、健康維持を図っていただきたいと思います。

こんぶの栄養素（普通牛乳との比較、100g あたり）

	真こんぶ	普通牛乳
カルシウム	710mg	110mg
マグネシウム	510mg	10mg
カリウム	6100mg	150mg
鉄	3.9mg	—
ビタミン B_1	0.48mg	0.04mg
ビタミン B_2	0.37mg	0.15mg
ビタミンC	25mg	1mg
食物繊維	27.1g	—

＊五訂増補日本食品標準成分表（文部科学省）2005 年 1 月 24 日より作成

●美容に生かす「こんぶパワー」

「こんぶ生活」がもたらす美肌とアンチエイジング

信川敏子（中医学医師・医療法人社団千禮会千代田漢方内科クリニック）

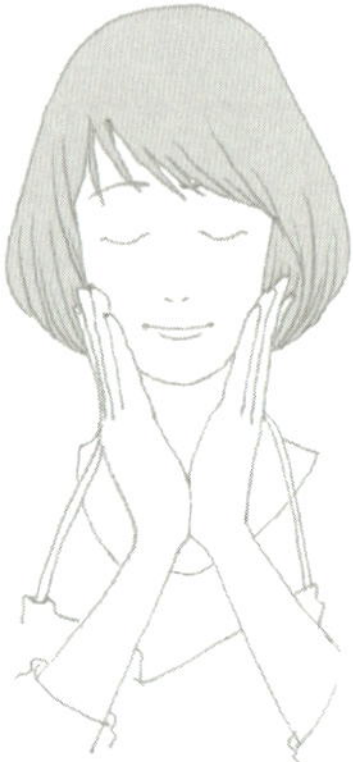

こんぶは体の水分バランスを整えてくれる

私は、女性として、そして中医学の医師として、「こんぶパワー」の効果について紹介してみたいと思います。中医学といういい方にあまりなじみのない方には、漢方といったほうが「なるほど」とうなずいていただけるかもしれません。

漢方は、たとえば体力や食欲が落ちてしまった人をサポートして、免疫力を上げる、といった治療をします。あるいは、根本的に治すのが無理な場合でも、いわゆるQOL（クオリティ・オブ・ライフ＝生活の質）を上げるようにするとか、皆さんに少しでも気持ち良く日々を過ごしてもらおう、というのが根本思想になっているのです。

そうしたなかで、こんぶは昔から「漢方薬」として重宝されてきました。では、こんぶは漢方薬としてどういう働きを期待されてきたのでしょうか。それは、「固いものを柔らかく散らす」ということ。たとえば、腫物《はれもの》や腫瘍など、固くなったものを柔らかく散らす働き。固い壁のようになっている部分を打ち破る働きといい換えてもいいでしょう。

中医学は、数千年の歴史がある中国の伝統医学で、人の持つ生命力を重視し、トラブルが病気として表面に現れる前に、バランスを整えて予防するのが特徴といわれています。

そういう、バランス重視の中医学のスタンスから「こんぶパワー」、こんぶの持つさまざまな効果、効能についてアプローチしてみましょう。すると、まず薬膳のコンセプトのなかに「利水」という考え方があることがわかります。

「利水」とは、何か。それは「体の水分バランスを整えてくれる働きがある」ということ。わかりやすくいえば「体に必要な水分をキープする力と、余分な水分を体の外に出す力のバランスを取る」ということです。

では、たとえばこの力が不足して、体の水分バランスが崩れたらどうなるか。よくあるトラブルで、足はむくんでいるのに、肌はカサカサ、というのがありますが、これなどは体の水分バランスが崩れているときの典型的な症状です。

こういうときに、こんぶを食べるとどうでしょうか。症状は改善の方向に向かうと思われます。

つまり、こんぶの「利水」効果が発揮されて、足のむくみの原因になっている「余分な水分」が体の外に出され、むくみを解消。一方で水分が不足してカサカサになった肌には保水効果が修復されて、しっとりとした肌が戻ってくる、というわけです。

ほかにも、この「利水」効果が求められるトラブルがあります。便秘、寝つきの悪さ、のどの渇きといった症状です。こういったトラブルを放置しておけば、体の老化はどんどん進んでいきます。

ですから、老化防止、アンチエイジングのためには「利水」効果を助けてくれるこんぶを日常的に食べること。現代人のアンチエイジングには、こんぶはなくてはならない食品のひとつといえるでしょう。

こんぶのフコイダンが導く美肌

ではここで、私自身のこんぶとのお付き合いの仕方をちょっとご紹介しましょう。毎日の習慣としては、「がごめこんぶ」を水につけたもの、いってみれば「こんぶ水」ですが、これを炭酸水で割ったものを飲んでいます。

前項で、こんぶの「利水」の働き、体の水分バランスへの効果について書きましたが、もともとこんぶのぬめり成分の元であるフコイダンは、保水能力にすぐれていますので、肌のうるおいを保ってくれるのです。

肌のうるおいをキープして、美肌に導いてくれるこんぶパワーの嬉しい効果、その根源がフコイダンです。

次も、肌とフコイダンのお話。肌といえば、その老化の大敵は紫外線です。今や、これは常識ですが、実は、こんぶに含まれる成分フコイダンは、紫外線によるダメージから肌を守る働きを持っています。光老化に対する抵抗力です。

このように、健康だけでなく、肌の保湿効果や紫外線に対するアンチエイジング効果など、美容ジャンルでもこんぶは女性の味方であることがわかってきました。

こんぶと「肌弾力変化」や「肌水分変化」などについての現代科学の研究が進むなか、こんぶパワーの美容効果はこれからますます明らかにされていくと思います。

ちなみに、フコイダンはシャンプーやトリートメント成分にも使われていますから、つやつやした美しい髪にとっても強い味方だといえるでしょう。

美と健康を支えるこんぶパワー

私の「こんぶ生活」は、こんぶの飲み物を作るだけではありません。毎日の料理にも積極的にこんぶを取り入れるようこころがけています。

たとえばお惣菜では、鶏の手羽先と大豆とこんぶの煮物。これなどは、鶏のコラーゲン、大豆のイソフラボン、そしてこんぶのフコイダンと、肌にいいものばかり。ぜひ、試していただければと思います。

私は今50代ですが、よく「プルプルの、はりのある美肌ですね」と言われます。それは、こうした積極的な「こんぶ生活」のおかげだろうと思っています。

また、食生活だけでなく、お化粧品や、メイクアップも女性にとっては日常の重要な部分。この面でも、私はこんぶパワーを生かしています。実は、石けんや基礎化粧品もフコイダン入りのものを愛用しているのです。

私自身、敏感肌で、太陽アレルギーという悩みを持っています。でも、フコイダン入りの石けんを使用することで、肌の好調が守られていると実感しています。この石けんをよく泡立て、それでやさしく洗顔する。そうすると、肌の膜を落としすぎないし、乾燥しすぎないという効果を得られるのです。

毎日使う基礎化粧品も、フコイダンが50パーセント配合されたもの。長時間保湿が特長で、朝のお化粧が夕方まで直さずにすみますから大助かりです。

こんぶに含まれているアルギン酸は、腸の動きを活発にしてくれて、便秘解消などに効果があるといわれています。女性にとってはそうした部分も大いに興味のあるところですが、それと、美容効果を総合的に手に入れることができる日々の「こんぶ生活」をぜひこころがけていただきたいと思っています。

ステップ2

毎日飲むこんぶ水ドリンク

僕が毎朝こんぶ水を飲み始めたのは6年前のことです。最初はこんぶ水をそのまま飲んでいたのですが、正直いって、特別に美味しいと思えませんでした。

そこであるとき冷蔵庫にあった炭酸で割って飲んでみたら、その美味しいこと。それからは季節のフルーツを入れたスムージー、冬は温めたこんぶ水に生姜の下ろしたものを入れてと、季節に応じたアレンジを楽しんでいます。

春におすすめのドリンク

旬のいちごとバナナ、こんぶ水をミキサーかブレンダーで混ぜるスムージー。いちごとバナナの甘味がとても美味しく、僕のお気に入りです。

グレープフルーツとパイナップルといった組み合わせもおすすめ。春はフルーツの種類が豊富ですから、フレッシュなジュースが楽しめて嬉しいですね。フルーツ1種類にバナナを加えるとより濃厚な味が楽しめますよ！

これにヨーグルトを加えるのもいいですね。

フルーツとこんぶ水をミキサーで混ぜるときは、150ミリリットルのこんぶ水にフルーツ100〜200グラムを目安にします。

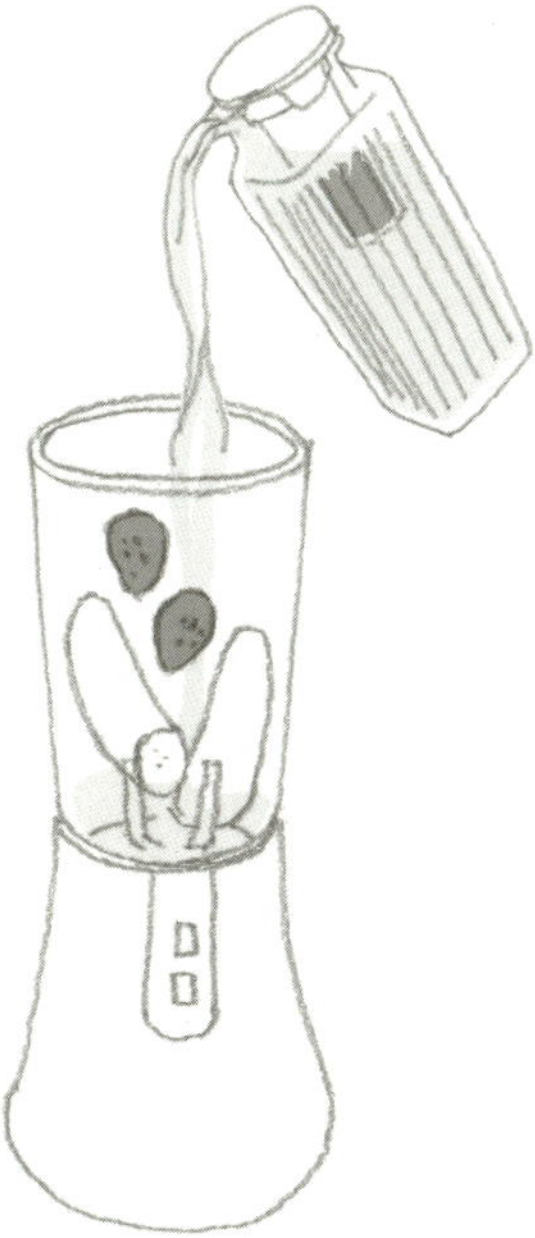

いちごとバナナ、そしてこんぶ水

夏に美味しいドリンク

僕は夏には炭酸だけで割って飲むのが好きです。シュワシュワーとした気泡がのどを通るときに爽やかさとこんぶの旨味が同時に味わえます。

すいかや夏みかんなど、季節のフルーツとこんぶ水を合わせてジュースにするのもいいですね。

ちょっとおしゃれなところでは、ティーバッグになっているハイビスカスティーを冷たいこんぶ水でいれ、これを$\frac{2}{3}$に対し、スポーツドリンクを$\frac{1}{3}$で混ぜると色が鮮やかで、しかも甘味があって飲みやすい。僕は毎週ピラティスの教室に通っているんですが、これをよく持参するんですよ。

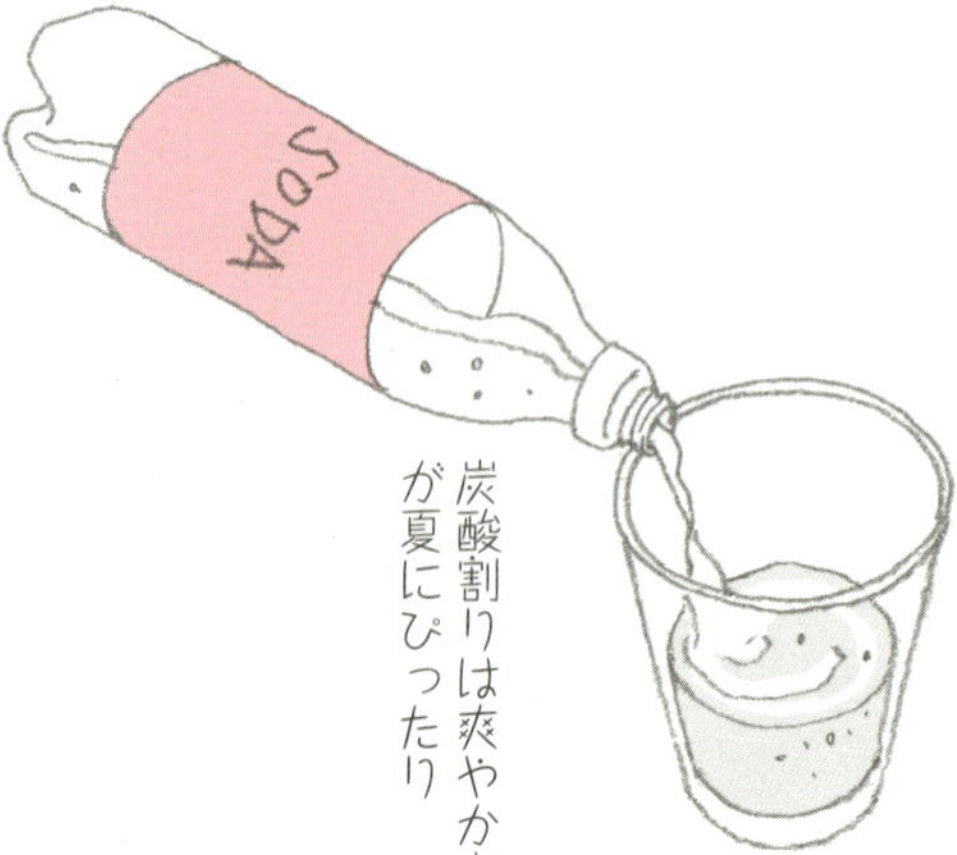

炭酸割りは爽やかさが夏にぴったり

たっぷりのミントをすりつぶしてこんぶ水と炭酸で割ったモヒート風のドリンクも夏にはさっぱりとしておすすめです。氷を入れてくださいね。

きゅうりとパプリカ、ズッキーニ、バナナ、こんぶ水をミキサーで混ぜて野菜サラダ代わりに飲むのもいいですね。トマトを組み合わせてもさっぱりとして美味。

もちろん野菜はあるものを自由に組み合わせてください。これがすべてなくてはいけないわけではありませんからね。

繊維質が豊富なことで知られる小松菜は、りんごやはちみつを加えて飲みやすくするのがコツ。洗った小松菜は茎と葉に分け、粗く刻んでこんぶ水、切ったりんごを加え、ミキサーにかけます。

コップに注いでからはちみつを加えて混ぜればでき上がり。好みでにんじん、セロリを加えるといっそう体にいいですよ。

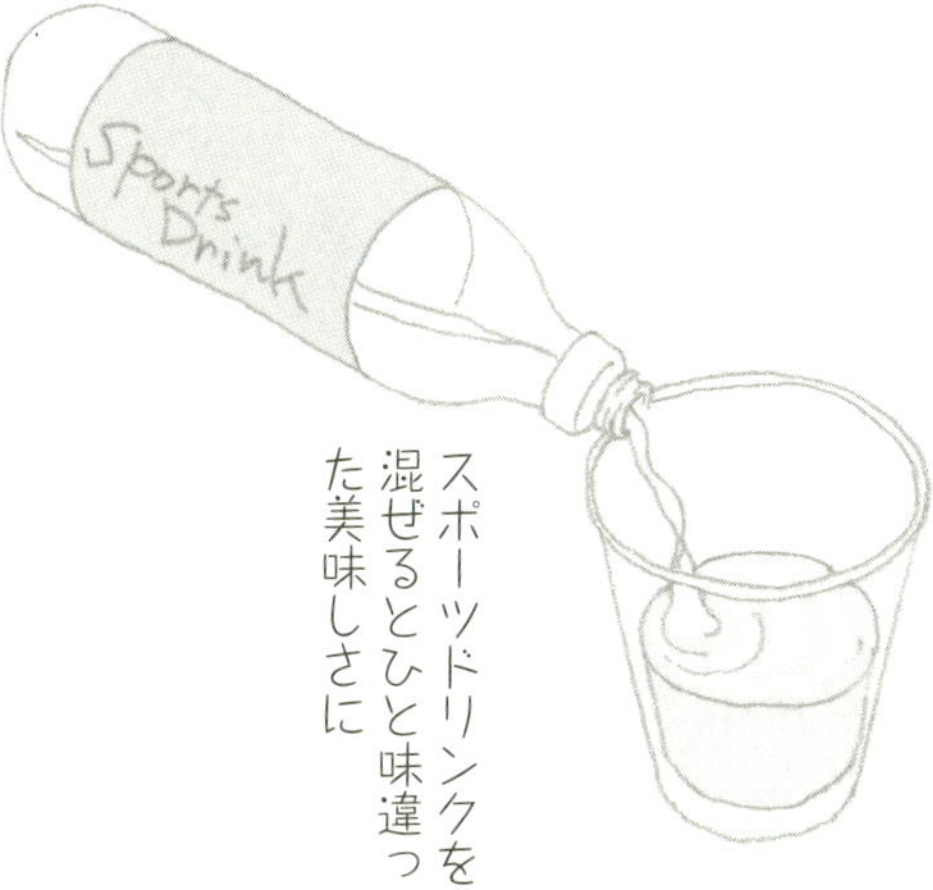

スポーツドリンクを混ぜるとひと味違った美味しさに

秋はぜったいこれ！

かんきつ類を絞ってこんぶ水に入れるのが美味しい。すだち、ゆず、ライム、レモン、シークワーサーなど、お好みのものをどうぞ。

僕は父親が徳島出身なので、すだちをよくいただきます。コップに入れたこんぶ水に半分に切ったすだちを絞って飲むことが多いですね。こんぶ水は冷たいままでも温めても、どちらも僕は好きです。

韓国にはゆずを砂糖漬けにしたゆず茶というのがあるのをご存じでしょうか。

マーマレードのようなものですが、瓶入

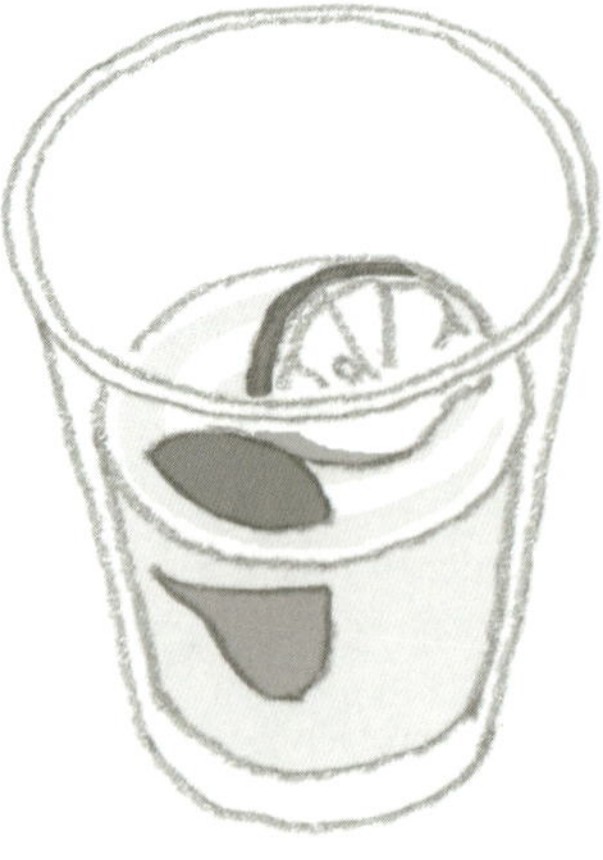

りで、韓国の食材を売っている店で手に入ります。温めたこんぶ水でこれを割ると体も温まって、甘味にほっとします。

以前は甘いものが苦手だったのですが、これだけは気に入ってよく飲んでいるんですよ。

最近は、女性でも焼酎をお好きな方が増えてきましたね。若い頃に飲みすぎてしまった僕はもうお酒にはすっかり飽きてしまい、まったく飲まなくなってしまいました。

だから秋になってビールからぬる燗や熱燗に移る楽しみをすっかり忘れてしまっています。ただ近所の居酒屋さんには、今でも世間話をしながらご飯を食べによく行くのですが、見ていると何人もの人が、こんぶ水割焼酎を飲んでおられます。そこのお店では、けっこうリクエストがあるそうですよ。

内緒の情報をひとつ。細切りにしたこんぶをフライパンで焦げないように炒ってからお湯割り焼酎に入れると最高ですよ!!

冬はホットでどうぞ

●生姜入りこんぶ水

冬はなんといっても生姜のすり下ろしたものを入れるのがおすすめです。作り方はいたって簡単。こんぶ水を温め、すり下ろした生姜を入れるだけ。じんわりと体が温まり、風邪気味のときなどは、それだけで風邪が飛んでいきそうな気がします。

温めたこんぶ水に梅干しを入れるのもいいですよ。あれば小梅がベスト。僕は朝これを飲むと気分がしゃんとします。

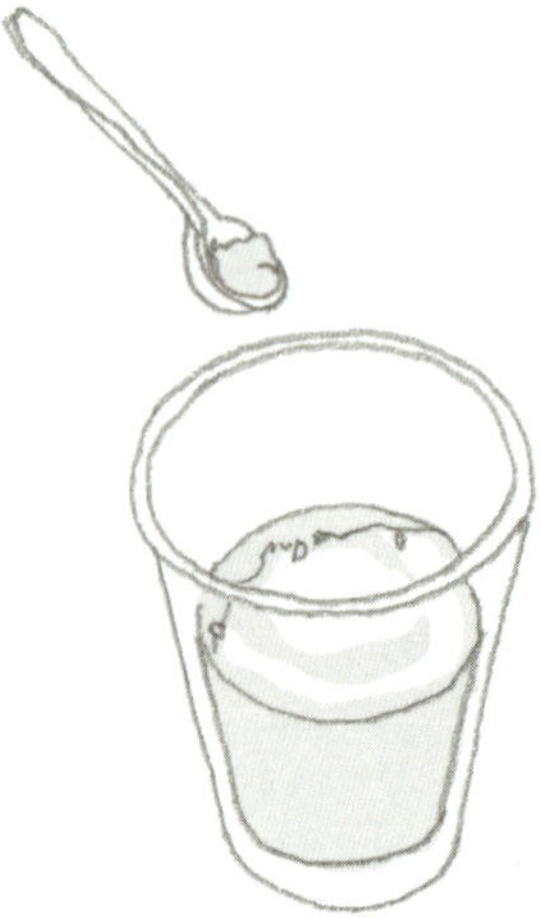

温めたこんぶ水にすり下ろした生姜を加える

れんこん入りこんぶ水

意外な組み合わせでしょう？　れんこんをすって温めたこんぶ水に加えるんです。れんこんにはビタミンCやミネラルが豊富に含まれ、食物繊維もあるので、がん予防や疲労回復効果があり、のどにもいいんです。昔から食べ続けられているものって、栄養の知識などなくても、庶民の間で効能が言い伝えられてきたのでしょうね。

皮をむいたれんこんをすり下ろし、温めたこんぶ水に加えます。そんなにたくさんのれんこんはいりませんよ。

我が家では生のプルーンやかりんをシロップ漬けにしてあるのですが、それをこんぶ水で割ることもあります。甘いシロップ漬けはこんぶ水にとてもよく合うんです。午後のティータイムや食後に飲むと美味しくてほっとしますよ。

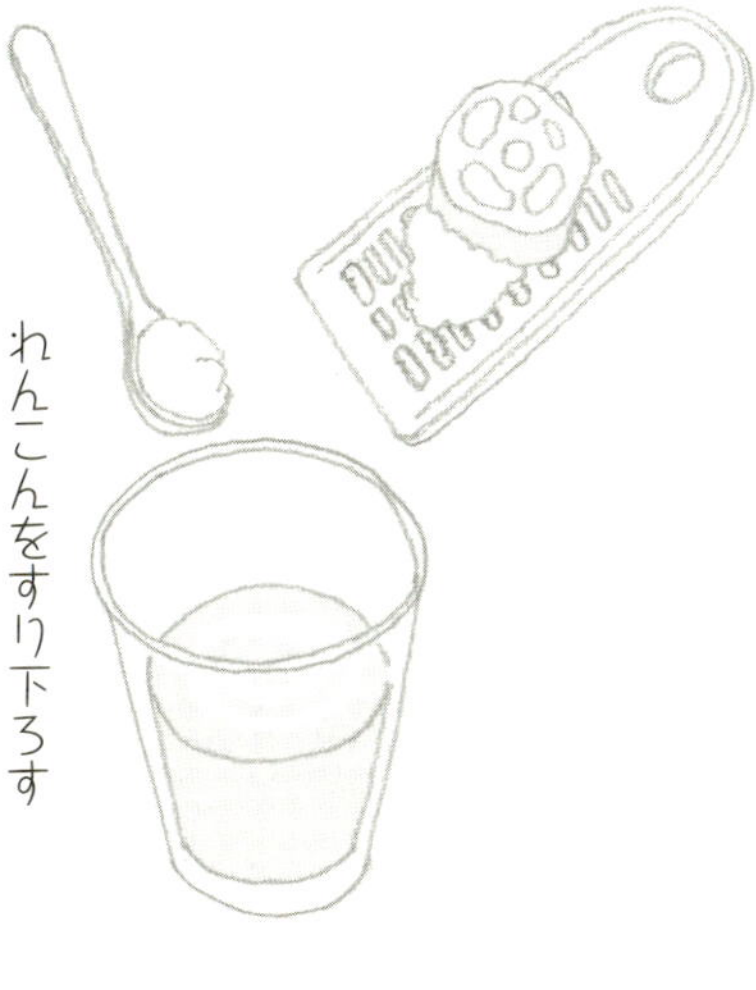

ステップ3

なごりこんぶを使った万能ダレ

こんぶ水を作ったあとにこんぶが残ります。いうなれば出しがらなわけですが、それを僕は「なごりこんぶ」と名付けてみました。砂糖とみりん、しょうゆで甘辛く炊くという方もいるでしょう。でも、いつもそれでは飽きてしまいます。

そこで僕が考案したのは、こんぶをオリーブ油やしょうゆ、酢、ポン酢などに加えて作る万能ダレ。それぞれ料理の幅が広がって、それはそれは重宝しています。

どれも冷蔵庫で3週間は保存できます。

オリーブ油こんぶ

なごりこんぶの水気を切り、粗く刻みます。容器に入れ、10グラムのこんぶに対してひたひたのオリーブ油を加え、ざっと混ぜます。

目玉焼き、炒め物、オムレツ、ハンバーグなど、洋風のお惣菜に幅広く使えます。

このオリーブ油こんぶにスライスしたにんにく、刻んだ赤唐辛子を加えて容器で保存しておくと、パスタ、ドレッシング、カルパッチョなど、別の用途が広がり、これまた重宝しますよ。

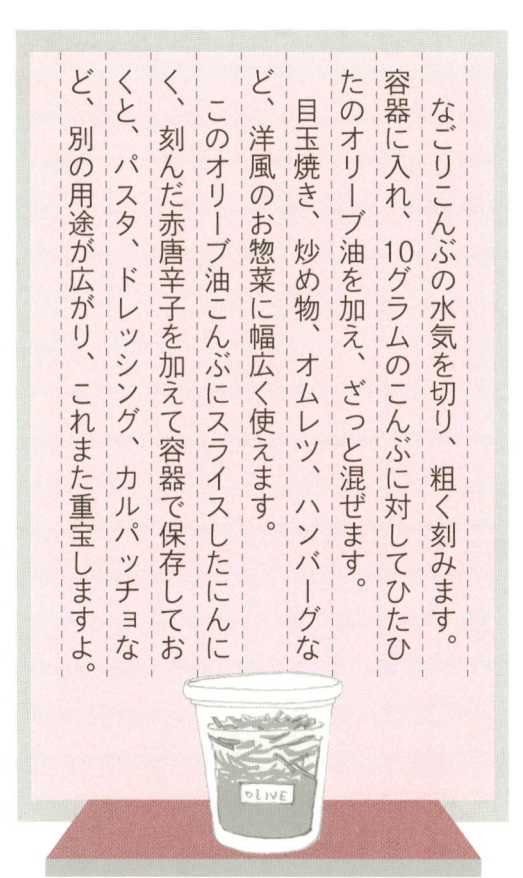

洋風料理に大活躍！

しょうゆこんぶ

いちばん出番の多い、使い勝手のいい調味料です。これはなごりこんぶを使ってももちろんいいのですが、刻んだこんぶをそのまま使うほうがしょうゆの風味がより引き立ちます。

容器にこんぶを入れ、しょうゆを入れますが、200mℓのしょうゆに5gのこんぶを目安にします。お浸しや湯豆腐にかけたり、煮物にと、和食全般に大活躍します。

かけじょうゆ、
煮物にも重宝する

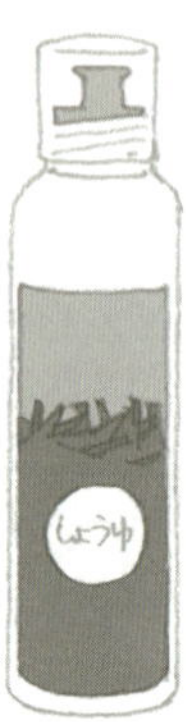

郵　便　は　が　き

お手数ですが、
50円切手を
おはりください。

151-0051

東京都渋谷区千駄ヶ谷 4-9-7

(株) 幻 冬 舎

「飲むだけでやせる！　健康になる！
魔法のこんぶ水」係行

ご住所　〒□□□-□□□□ Tel.(　　-　　-　　) Fax.(　　-　　-　　)			
お名前	ご職業		男
	生年月日 年　月　日		女
eメールアドレス：			
購読している新聞	購読している雑誌	お好きな作家	

◎本書をお買い上げいただき、誠にありがとうございました。
質問にお答えいただけたら幸いです。

◆「飲むだけでやせる！　健康になる！　魔法のこんぶ水」を
お求めになった動機は？
① 書店で見て　② 新聞で見て　③ 雑誌で見て
④ 案内書を見て　⑤ 知人にすすめられて
⑥ プレゼントされて　⑦ その他（　　　　　　　　）

◆本書のご感想をお書きください。

ご記入いただきました個人情報については、許可なく他の目的で
使用することはありません。
ご協力ありがとうございました。

酢こんぶ

　なごりこんぶの水気を切り、粗く刻んで容器に入れ、ひたひたの酢を加えます。

　酢の物はもちろん、みそを溶いて和え物にしたり、ピクルス、魚の南蛮漬け、しょうゆこんぶと合わせてギョーザのつけダレにすると、その旨さは絶品。しょうゆ、酢がともにマイルドになり、深い風味が味わえるはず。

マイルドになり、
旨味がアップ

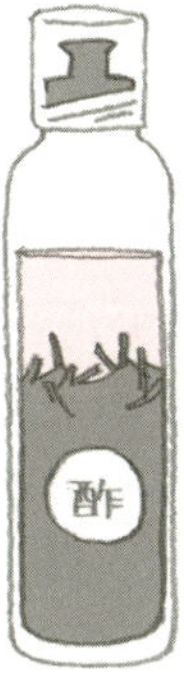

ポン酢こんぶ

ほんとうに美味しいのは手作りのポン酢。しょうゆ7、酢5、みりん3の割合で混ぜ、かんきつ類の絞ったものを加えてポン酢を作り、なごりこんぶを入れます。もちろん市販のポン酢でもOK。なごりこんぶ10gを容器に入れ、ひたひたのポン酢を入れます。

湯豆腐、鍋料理に欠かせない

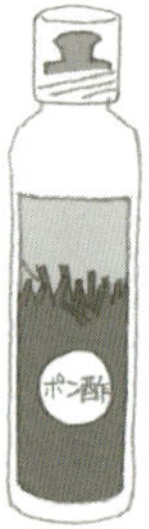

ごま油こんぶ

味のアクセントとして、少量加えるとスープの味がぐっとしまります。うちのお昼ごはんによく登場するチャーハン。チャーハンを炒めるのに使うと、ごま油の風味とマイルドなこんぶ味のハーモニーがごはんの旨味をいっそう引き立ててくれるんですよ。

中華のスープやチャーハンなどに

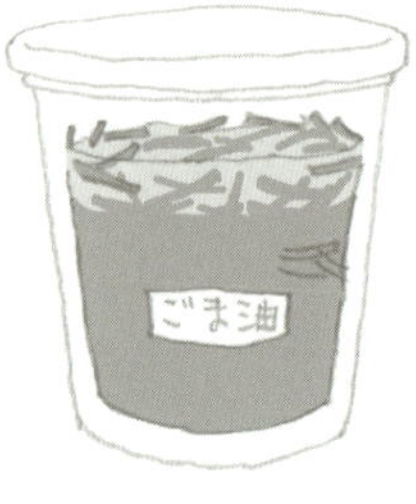

みそこんぶ

なごりこんぶを粗く刻み、好みのみそと混ぜて容器に入れておきます。みそにこんぶ出しの風味がプラスされ、みそ汁がぐんと美味しくなりますよ。中華の炒め物に少量加えたり、野菜のスティックにつけたりと、幅広く使えます。

みそ汁、生野菜のディップに

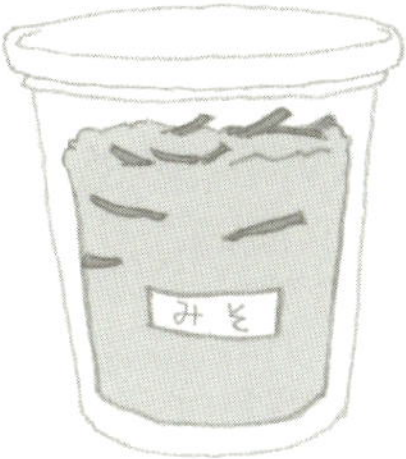

梅こんぶ

なごりこんぶを粗く刻み、種を取ってつぶした梅干しと合わせます。よく混ぜてから容器に入れて保存。湯豆腐にのせると実に美味しい。梅こんぶに砂糖を加え、酢こんぶやごま油こんぶを少量加えて混ぜると、下ごしらえした魚や野菜と合わせることで和え物が簡単にできますよ。

和風の和え物に大活躍

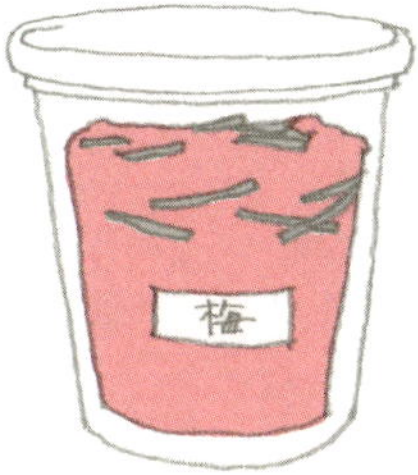

ステップ4

ごはんもみそ汁もカップ麺もパスタも、こんぶ水でアッと驚く味に！

我が家の冷蔵庫にはいつでもこんぶ水のポットが入っています。朝はドリンクとして飲み、昼はランチを手早く作るのに欠かせません。夜は煮物や鍋はもちろんのこと、洋風料理にも重宝しています。

こんぶ水ができたら、まずごはんを炊いてみませんか。ブランド米でなくても、炊飯器か土鍋で驚くほど美味しく炊けます。どんな料理もひと味もふた味も旨味をアップしてくれるのですから、あなたももう手放せないはず。

こんぶ水で炊いたごはんはこんなに美味しい！

ごはんを炊くのはいつもの炊飯器でいいですよ。僕はよく土鍋で炊いていますので、ここでは土鍋の炊き方を紹介しましょう。炊飯器に比べて早く炊け、しかもバツグンに美味しいんです。おこげができるのも、僕には嬉しいことです。

土鍋ではお米と同量のこんぶ水で炊き上げます。お米を計量カップで1カップ炊くならこんぶ水も1カップ。2カップなら同量のこんぶ水というわけです。

お米をといだらこんぶ水を入れ、20分ぐらいおいてください。最初は強火にして、蒸気が出てきたら弱火にして12分。次にもっと弱火にして8分炊きます。ここまでの時間はタイマーを使うか時計を見ながら、正確にしてくださいね。この時間がポイントなんです。

合計20分たったら最後に強火にして30秒から1分炊き、火を止めます。でも、まだふたは取ったらだめですよ。10分は蒸らしてください。最後の美味しくなるコツです。

そう、おわかりですね。最後に強火にすることでおこげができるんです。炊飯器では絶対にできない貴重なおこげ。米粒が立って、ごはんにこんぶ水の滋味がうつって、実に旨いごはんのでき上がり。

すしめし、炊き込みごはんは後の頁でまたご紹介します。

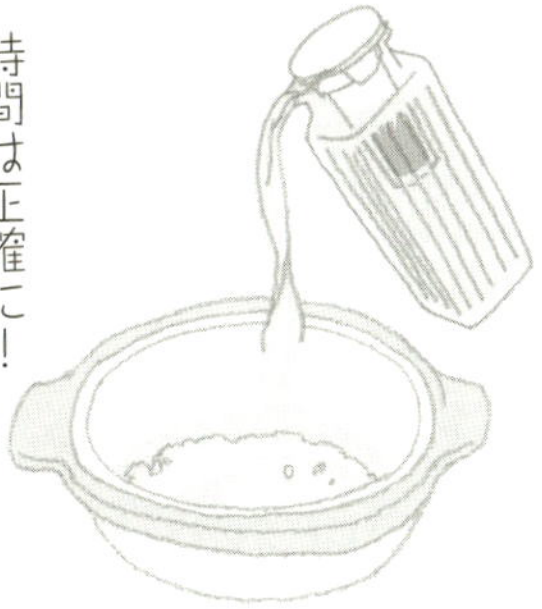

みそ汁、とん汁がアッという間にできる

冷蔵庫にこんぶ水があれば、いつでもさっとみそ汁やとん汁ができます。「お出しを取るのが面倒だからインスタントですませたい」なんて言わせませんよ。出しが美味しければみそは少なめでも美味しくできるので、塩分控えめにもなります。

鍋にこんぶ水を入れ、具材を入れます。余らせないためには、みそ汁を入れるお椀でこんぶ水を人数分計ると合理的です。

具材は豆腐、わかめ、なめこ。それからねぎ、キャベツ、じゃがいも、玉ねぎ、さといも、大根、なす、かぶなどの季節の野菜と油揚げを組み合わせるのも美味しいですね。ただし、具材をたくさん入れればいいというものではありませんよ。基本は2種類を組み合わせること。僕はキャベツと油揚げ、豆腐とわかめのような素朴な組み合わせが好きです。

いずれの具材も短時間で煮えるので、煮すぎないようにします。火を消してみそを溶き入れます。みそは1人分大さじ1が目安。みそを入れたら温め直す際に沸騰させないことが、美味しく食べるコツです。

とん汁は豚肉プラス冷蔵庫にある野菜をいろいろ組み合わせて入れてもいいですよ。どうやっても美味しくできるのがとん汁のいいところです。

キャベツと油揚げのみそ汁

材料（2人分）キャベツ1枚、油揚げ½枚、こんぶ水1½カップ、みそ大さじ2

① キャベツはざく切りにする。油揚げは細切りにする。
② 鍋にこんぶ水とキャベツを入れて火にかける。
③ 煮立ったら油揚げを加えて火を止める。
④ みそを溶き入れる。

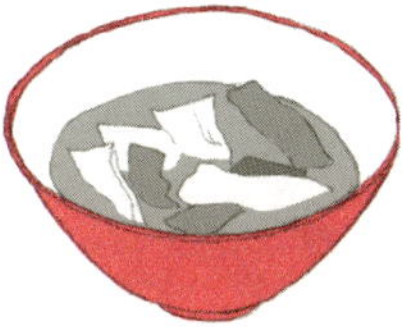

とん汁

材料（2人分）豚薄切り肉100グラム、豆腐1丁、大根100グラム、ごぼう・にんじん各50グラム、青ねぎ1本、こんぶ水1½カップ、ごま油少々、みそ大さじ2、好みでこんにゃくやキャベツ、白菜を加えてもいい

① 肉は細かく切り、豆腐は角切りにする。大根とにんじんはいちょう切りに、ごぼうは斜め切りに、ねぎはぶつ切りにする。
② 鍋にごま油少々を入れ、肉と野菜を炒める。こんぶ水を加えて豆腐とねぎを入れ、中火で煮る。ねぎに火が通ったらみそを入れて調味する。みそはちょっと薄めのほうが美味しい。好みで七味唐辛子をふる。

こんぶ水はおでんの具材の旨味を引き出します

「美味しいおでんが作りたい」と、友達の有能な料理人と一緒に何回も何回もトライした経験があります。濃厚な出しが旨さの秘訣とばかりにいちばん出しを引いては具材を煮ていました。でも、おでんは練り物や野菜からエキスが出るので、濃厚なだしでは殺し合ってしまうのです。そこで、僕はこんぶ水だけでおでんを作るようになりました。

このあっさりした出しが最高のおでんを作る最大の秘訣だったのです。

おでん

材料（2人分）大根（3センチ厚さに輪切り）2個、こんにゃく½枚、茹で卵2個、ちくわ½本、がんもどき2個、厚揚げ1枚、こんぶ水6カップ、砂糖大さじ1、しょうゆ大さじ2、みりん大さじ2、塩少々、からし適宜

① 大根は皮をむいて面取りをし、下茹でをする。こんにゃくは食べやすく三角形に切り、下茹でをする。

② 鍋にこんぶ水を入れ、砂糖、しょうゆ、みりん、塩を入れ、中火で大根とこんにゃく、茹で卵を入れて30分煮る。ちくわ、がんもどき、厚揚げを入れてときどき汁をかけながら弱火で10分ほど煮含める。好みでからしをつける。

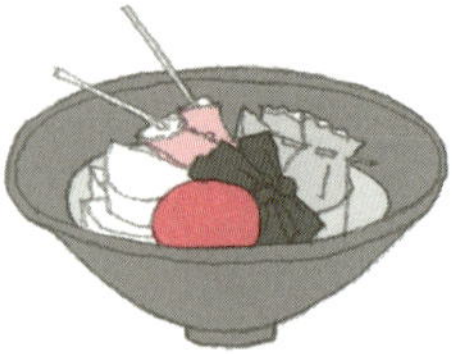

カップ麺の上に細切りこんぶを

僕は仕事でよく出張をします。こんぶの仕入れや販売で日本国内はもちろんのこと、ニューヨークにも出かけて行きます。

ホテルに泊まるときはペットボトルの水を買っていきます。そのボトルにいつもの半量の（5グラム）刻んだこんぶを入れて冷蔵庫で冷やしておき、大阪の自宅にいるときのようにこんぶ水を飲んでいるんですよ。

たいてい朝早くにホテルを飛び出すので、朝食はあわただしく食べることになります。そんなときに持参したカップラーメンをよく食べるのですが、食べなれたカップ麺が驚くほど美味しくなる方法を、こっそりお教えしましょう。

ポットでお湯を沸かしておきます。カップ麺の上に刻んだこんぶを少量のせ、熱湯を注ぎます。これだけのことで、まったく違う深みのある味が出ます。

いちばん手軽に試すことができるこんぶパワーというわけです。ぜひ一度お試しを！

〈メモ〉「上方仕立て」のお知らせ。1ミリ幅に刻んだこんぶ10グラムを1パックにしたものを販売しています。上等の真こんぶ、羅臼こんぶ、利尻こんぶをブレンドしてあるので、美味しいこんぶ水ができますよ。電話は 0120(141)528、FAXは 0120(474)528へ。PCからは「天満大阪昆布」で検索してください。

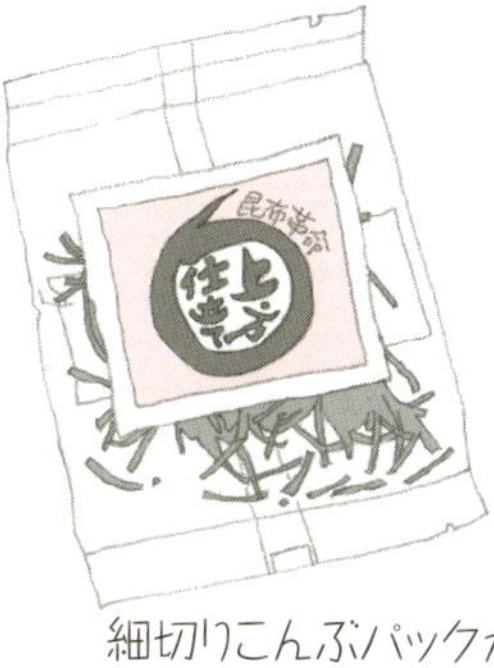

細切りこんぶパックが便利です

缶詰のスープの味がグ～ンとアップ

「これ、ほんとうに缶詰のスープ?」と食した人の誰もが驚く味。

ニューヨークでこんぶの販売フェアーを開催したとき、缶詰のトマトスープを普通の水とこんぶ水で薄めたものを食べ比べてもらいました。

「まるで、魔法の水だ」と多くの人がこんぶ水スープの実力を大絶賛、感嘆の声を上げたのには、僕もびっくりでした。

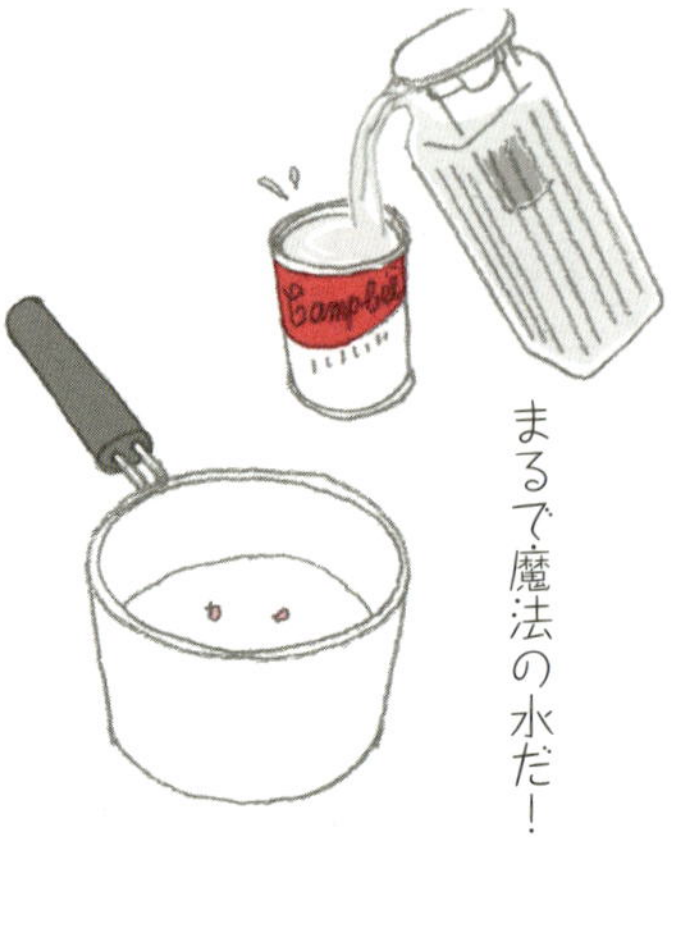

パスタや野菜をこんぶ水で茹でる

今やイタリアンやフレンチのシェフたちもこんぶ水に注目してくれているんです。これはほんとうの話。パスタを茹でるのにこんぶ水を使うと旨さが違うということに気がつき始めたのです。野菜を茹でるのもこんぶ水を使うと違うぞと、フレンチのシェフたちも評価し始めています。

るんです。

「こんぶ水、世界に羽ばたく」という日もそう遠くはないと、僕はちょっとだけ期待してい

ということで、我が家でスパゲティやマカロニを茹でるときは、こんぶ水を使います。塩を少し入れたこんぶ水。あとの頁でご紹介するスーパーこんぶ水を使っても結構です。茹で時間に変わりはありません。ソースと和えて仕上げ、口に入れたとき、その違いがあなたにもわかるはずです。

そして、肉を茹でるのも、こんぶ水がおすすめ。茹で豚を作る際、500ミリリットルのこんぶ水に薄切りの生姜、にんにく、ぶつ切りの長ねぎを入れて沸騰させた中にブロックの豚肉を入れ、弱火にして茹でます。茹で時間は肉の厚さで調整してください。好みの厚さに切り、59頁で紹介した梅こんぶをのせて召し上がってください。

簡単にできる夕食のでき上がり。茹で汁は野菜を除き、少量のしょうゆを落とし、沸騰させたところに溶き卵を流し入れてスープに。58頁のごま油こんぶを1滴加えてアツアツをどうぞ。

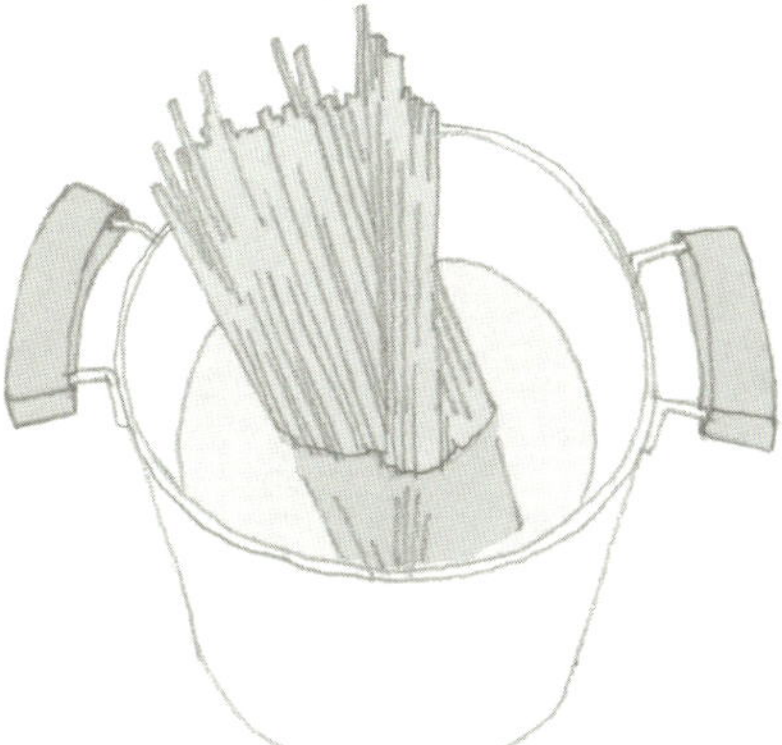

こんぶ水ジュレで美味しく、おしゃれに！

ジュレとはゼラチンで固めたもののこと。創作和風の料理屋やレストランでジュレののった料理が供されると、とてもおしゃれな感じがしますよね。さすが！という感嘆の目。それを見て僕も作ってみたいと思ったのが、こんぶ水ジュレにトライしたきっかけになりました。

僕はこんぶ水を使ったものなら何でも挑戦してみたい。けっこう勉強熱心なんです！　そして作ってみたら大成功。おしゃれなだけでなく、調味料が料理の上で流れないのですから、いろいろアイデアが浮かんで実に面白い。

まず基本のジュレはこんぶ水だけで作ります。

板ゼラチン1枚を50ミリリットルのこんぶ水でふやかします。鍋に200ミリリットルのこんぶ水を入れて火にかけ、弱火で温めます。ふやかしたゼラチンを入れて煮溶かし、耐熱容器に入れて冷まします。冷蔵庫で冷やし固め、固まったらフォークで混ぜておきます。

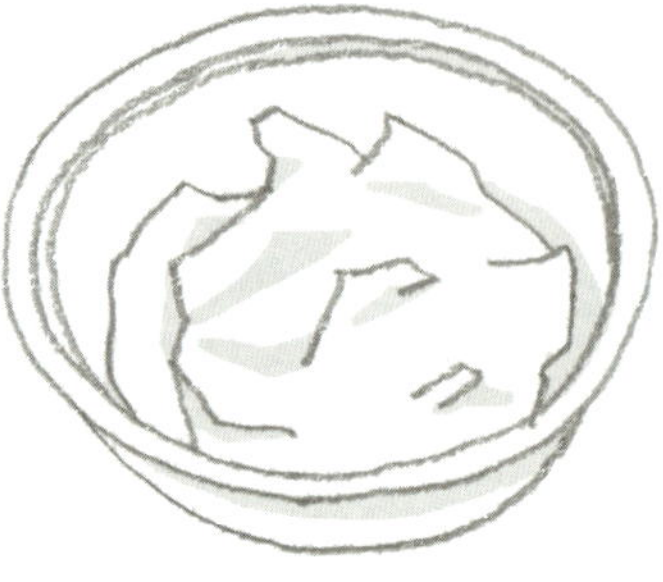

平凡なおかずがおしゃれな一品に

こんぶ水ジュレのほかに、ポン酢しょうゆで作るジュレも使い勝手のいい調味料です。作り方は同じですが、こんぶ水を170ミリリットルにし、ポン酢しょうゆを大さじ2加え、同様に冷蔵庫で冷やし固めます。

このジュレはどんなふうに使うか。応用がきくんですよ。それも、いつもの平凡なおかずがおしゃれなお惣菜になって登場。そのヘンシンぶりにびっくりしますよ！

たとえば、こんぶ水ジュレは刺身やカルパッチョ、豚しゃぶ、半熟卵の上など、さまざまに多用できます。ポン酢しょうゆジュレはサラダにどうぞ。

関西の夏といえば、京都の祇園祭に大阪の天神祭です。静と動のお祭りかもしれませんが、どちらのお祭りにも欠かせない料理があります。それは、鱧《はも》料理です。祇園さんといえば人によったら「鱧祭り」と呼ぶ人もいるくらいです。一方天神さんのお祭りは、「火と水の日本一のお祭り」と僕たち大阪人は思っています。

その鱧料理ですが、代表的なものとしては、「落とし」でしょうね。鱧は小骨がたくさんありますので、包丁で骨切りをしてから湯引きします。それを冷やして梅肉で食べるのですが、付けすぎると梅干しの味が勝ってしまい、台なしです。そこで僕が考えた、梅肉とこんぶ水ジュレで作った梅肉ジュレは大好評なんですよ。

メッセージ2

こんぶ水でやせた、血圧が下がった、そして健康を取り戻した

気がつけば体重100キロ、血圧160〜110

今から二十数年前ですから、日本国中がバブル景気に沸いていた頃のことです。僕の父親は職業軍人からこんぶ問屋になったという、ちょっと変わったキャリアの持ち主なのですが、自分がこんぶ問屋のおやじになっておきながら「いつまでも問屋の商売をやっていたらダメや。お客さまと直接商売ができる小売りをやれ」というのが口癖でした。

何か昔から商売をしていた人とはちがう、独特のカンのようなものがあったのかもしれません。ちょうどいいタイミングで、大阪梅田の大丸百貨店に出店の話があり、運よく小売りの店舗を持つことができたのです。

その大丸梅田店の小売店舗の店長になった僕は、生活が百八十度変わってしまいました。それまでの僕は中央市場店の担当だったものですから、毎朝4時からの仕事。

それが一転して、夜遅くまでの勤務になったわけです。

さて、夜遅くに仕事が一段落して、ちょっとひと息入れたいなと思うと、どうでしょう。やっぱり、お酒と美味しいもの、ということになります。

そうなると職場のある梅田に近いネオン街の北新地となるのがお約束。あれあれ、という間に、体中にお酒とネオンの味がしみわたりました。

北新地というところは、きれいなおねえさんがいるところばかりではありません。美味しい食べ物屋さんもいっぱいあるのです。そういうところで、腹いっぱい美味しいものを食べ、浴びるようにお酒を飲み、なおかつ、締めはラーメンなどという生活を

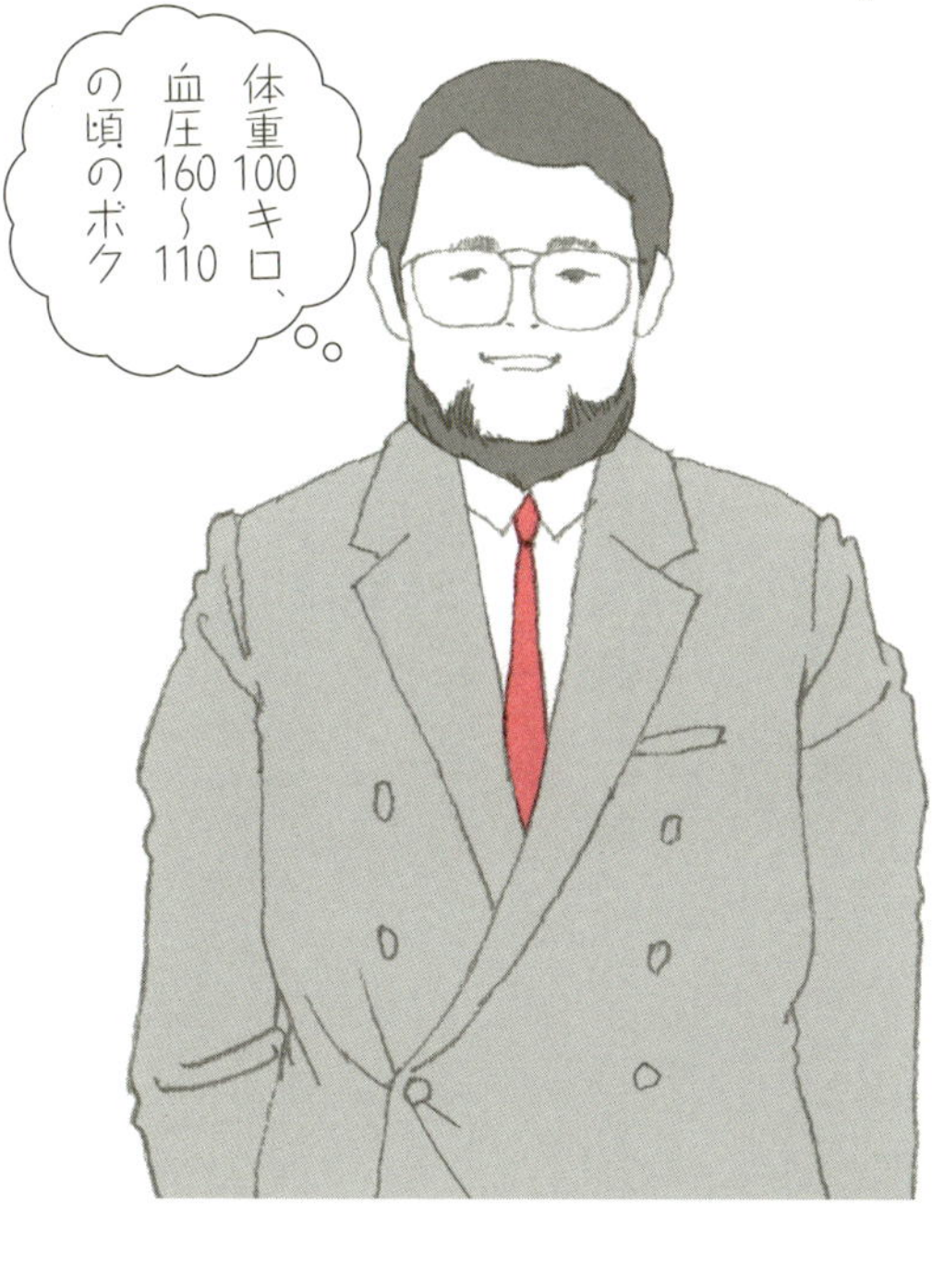

丸々2年、毎日続けたのですから、体そのものがバブルになっていったのも当然のことだったのでしょう。

なんと、もともと70キロぐらいだった体重がまたたく間に100キロ。血圧は上が160、下が110。心電図をとってみると、いつ心筋梗塞になってもおかしくない状態。景気と同じように、バブリイな僕の体も破裂寸前だったのです。

ホームドクターの先生によれば、「簡単にいえば、超肥満の高血圧。たった今から何とかせにゃ、心臓がパンクするぞ」ということでした。倒れなかったのは、単にラッキーだったからか……。はじめて、ゾッとしました。

「こんぶ生活」の目覚め

ちょっと、あわてました。それまでも、不健康なことを毎日毎晩続けていて、実際、体調もよくないのですから、これはいかんなという思いはありました。でも、現実に数字、データを突き付けられると、自分の体が危機に瀕《ひん》していることがリアルにわかったのです。

すぐにできることとして、まず酒量を減らし、脂っこい食事を控えました。そうして数キロは体重を落としたのですが、血圧が下がりません。

どうしようか……。

僕も、こんぶ屋の息子です。以前から、こんぶが体にいいといわれていることは知っていました。なかでも、こんぶが血圧にいいということが頭の隅にありました。

昔からの民間療法で、こんぶを一晩水につけておいて、翌朝にその水、つまりこんぶ水を飲むと、血圧を下げる効果がある、といわれていますが、そのことを覚えていたのかもしれません。

よし、これをやってみよう。そう決意した日から、毎朝コップ1杯のこんぶ水を飲むことを始めました。毎朝1杯、というのは習慣化しやすいからでもあります。

そうして2か月、なんと上が160あった血圧が135、いわゆる普通の血圧まで下がっていたのです。

やはり、これはいい！　こんぶ屋の僕が、あらためてこんぶパワーの素晴らしさに目覚めた瞬間でした。

こんぶ水は飲用、スーパーこんぶ水は料理用

こんぶ水がいい、ということになれば、今度はそれをできるだけ効率よく作りたい、手早く作りたい、ということになります。

そこから生まれたのが、出しこんぶを細かく刻んで水につけるという方法、1リットルの水に10グラムの刻みこんぶというパターンです。

水につけるだけですから、そう簡単に腐るということがありません。そして、細かく刻んだほうが断面からこんぶパワーを引き出しやすいということも発見しました。

そうなると、次は飲むだけでなく、調理水として料理に使ってみよう、ということになります。「こんぶ水生活」の本格化です。

ごはんを炊くのに使う。みそ汁に使う。そういった日常の食生活の基本から始まり、惣菜作りにも、めんつゆにも、パスタにも、というふうにこんぶ水料理の献立は広がっていったのです。

そして、こんぶ水の進化型として、料理に使う「スーパーこんぶ水」にも行き着きました。これは、こんぶ水に5グラムの塩を加えたもの、つまり0・5パーセント塩

分のこんぶ水というわけです。

こうして、塩少々の料理にはスーパーこんぶ水、飲用には普通のこんぶ水というように、目的別に使い分けることもできるようになりました。

これこそ、無理のないダイエット

毎日が「こんぶ水生活」になると、味覚自体も変わってきたようで、脂っこいものや味の濃いものは自然と食べたいと思わなくなりました。肉料理も食べたいと思わないのです。魚と野菜中心の食生活に大転換。それと、不思議なことに、あんなに飲んでいたお酒も受け付けなくなりました。

こんぶ水で味覚が正常に戻ると、毎日の食事そのものが健康のほうに向かったのでしょうか。こんぶ水に導かれて体質も改善されていったようです。気が付いたら、１００キロあった体重が70キロに、血圧は至適といわれる１１０〜65になっていました。

昔からいわれていた「こんぶは血圧に良い」は本当でしたし、「こんぶのダイエット効果」は現代科学で証明されているとおりでした。

こんぶ水ダイエットのいいところは、何も無理をしないことです。

まず、習慣的にこんぶ水を飲むこと。もし、こんぶ水だけだと飽きてしまうというのなら、炭酸を加えてもいいし、レモンを加えてもいい。はちみつや生姜を加えてもいいのです。お好きにどうぞ、です。

また、毎日の料理にこんぶ水を使うだけでいいのですから、食事の量や種類を無理に制限することもありません。

こんぶ水は、和洋中の献立でもスイーツでも、なんでも来いです。そして、スーパーこんぶ水を使うだけで、簡単に味も一段とアップしますから、料理下手だと思っている人、料理初心者にも好適です。

どんなメニューでも、こんぶの旨味が美味を引き出してくれる、ということです。

誰もが料理名人になれる、奇跡の水が、こんぶ水なのです。

例が極端かもしれませんが、忙しくなってくると、私も缶詰のスープやインスタントラーメンに頼ることがあります。そういうときには、こんぶ水をちょっと加えてみるのです。すると、これがなんと名店レベルの味になってしまいます。

皆さんの日常にもよくあることだと思いますから、ぜひ、試してみてください。

ダイエット、といえば苦しいというイメージですが、こんぶ水で変わります。今まで何度もダイエットに失敗した人も、これならきっと続けられるでしょう。なにしろ、普通にこんなにいろいろなものを飲んだり食べたりできるのですから。

こんぶ水を中心とした「こんぶ水生活」、あなたも今すぐ始めてみてはいかがでしょうか。

注意　甲状腺機能障害等の疾患のある方がこんぶを食べるとヨウ素の過剰摂取になる可能性がありますので、医師にご相談ください。

料理が苦手な女性はもちろん、男性もぜひ

世界の料理を見渡しても、海藻から「出しを取る」のは日本料理だけ。

いま、和食が無形文化遺産に登録されて話題になっていますが、見た目も美しく、しかも低カロリーで栄養バランスが取れた和食は、世界で注目されて当然だと思います。そして、その文化を支えてきたのがこんぶです。でも、実はこのところ、その消費量が減り続けていたのです。

なぜだろうか。こんぶ屋のおやじは考えました。そして、危機意識を持った仲間と一緒に「平成こんぶ塾」という研究会を立ち上げて、こんぶパワーの新たな魅力、流通の問題など、さまざまな角度からの研究を進めてきました。

そうしたなかでわかってきた「こんぶが使われなくなった理由」とは――「出しのとり方がわからない。めんどう」「だから和食を作らない。食べない」「こんぶを使ったとしても、出しを取ったあと、捨てるのがもったいない」ということでした。

こんぶでひいた「いちばん出し」は、ほんとうに美味しい。このことはよく知られています。でも、むずかしそうだし、めんどくさそう。これは、プロがプロ仕様で家

庭料理を教えてきたことの弊害だったかもしれません。いわゆる「一子相伝」の味を家庭でやろうとしても無理なんです。そこまでやる必要がないのです。

もっと簡単にこんぶ出しが作れないか。この答えが、本書のテーマ、「こんぶ水」です。これまで、「こんぶは細かく刻まない」という常識がありました。そこが盲点だったわけです。つまり逆に「細かく刻むと、こんぶの成分が出やすい。それを水につければいい」というのが正解だと、最近の実験でわかってきました。

その正解を具体的な形にしたのが、本書でご紹介している「こんぶ水」「スーパーこんぶ水」です。簡単に作れる。飲むだけで、ダイエット効果や健康面への貢献が期待できる。もちろん、和洋中の料理にすぐ使えて料理の味もよくなる。出しを取った後の二次的利用も、いろいろな応用がきく。これで、「こんぶが使われない」理由がすべて解消されてしまいました。

料理が苦手、という女性だけでなく、忙しい人、やせたい、きれいになりたい、健康になりたい人、そしてクッキング・パパにも「こんぶ水」ファンが増えています。ちょっと驚いたのは、1年以上「こんぶ水生活」を続けたという男性から、実は〝男性機能〟がアップした、という声を聞いたこと。こんぶパワー、恐るべし、ということでしょうか。

ステップ5

スーパーこんぶ水を使って美味しさの基本を取り戻す

「はじめに」でもご紹介しましたが、ジャンクフードで味覚が侵された現代人におすすめしたいのが、このスーパーこんぶ水です。

美味しさがわからなくなってしまった舌に旨さを取り戻すための秘密兵器。「この味が美味しさの基本」という味覚の訓練にもなります。

作り方はいたって簡単、1リットルのこんぶ水に5グラムの塩を入れるだけです。

スーパーこんぶ水は応用範囲が広い

最初は薄いように思うかもしれませんが、この塩分に慣れることで、塩分のとりすぎを防ぎ、料理に使うことで食材本来の味を引き出してくれるのです。決して塩が悪いのではありません。塩をとりすぎるのがいけないのです。

スーパーこんぶ水も冷蔵庫で10日は持ちます。冷蔵庫でこんぶ水とこのスーパーこんぶ水が2本並ぶことになるので、僕の家では容器のふたの色が異なったものを使っています。そうすると間違えませんからね。

おさらいですが、こんぶ水はドリンクにしたりごはんを炊く、おつゆやスープ、煮物、鍋物などに使い、このスーパーこんぶ水はパスタを茹でたり煮物に使ってください。

塩5グラムを入れて作ります

霧吹きで湿らせたこんぶ10グラムをキッチンばさみで1～2ミリ幅に切り、ポットに入れて水1リットルを入れます。ここまでは24頁でご紹介したこんぶ水の作り方ですね。これを使ってもいいですし、2度目のこんぶ水を使っても結構です。

そこに5グラムの塩を入れます。これがスーパーこんぶ水。冷蔵庫に入れて保存してくださいね。

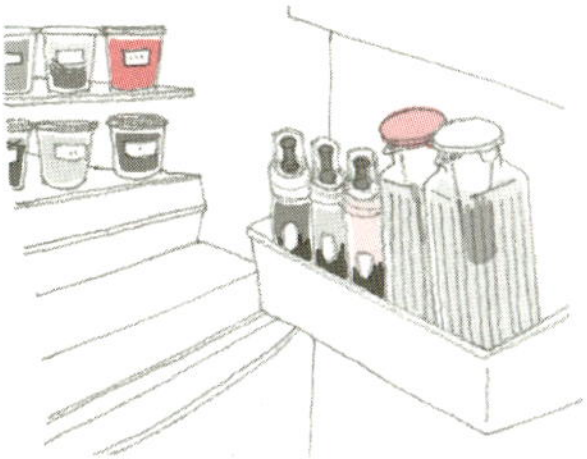

大人気、超簡単カレー

このカレーは電子レンジで野菜を加熱するので、驚くほど短時間でできます。しかもカレーは普通作った日よりもあくる日のほうが美味しいものですが、これは作りたてでもとっても旨い。これがこんぶ水を使った最大のメリットだと僕は思っています。

●材料（2人分）牛肉（カレー用）200グラム、玉ねぎ½個、にんじん½本、じゃがいも1個、スーパーこんぶ水2カップ、カレールウ50グラム、オリーブ油こんぶ（55頁参照）少々、ごはん茶碗2杯分（300グラム）

① フライパンにオリーブ油こんぶを入れ、焦げ目がつくように牛肉は両面焼く。

② 玉ねぎは薄めのざく切り、にんじんは乱切り、じゃがいもは皮をむいて¼に切る。

③ ②の野菜を耐熱皿に入れ、600ワットの電子レンジで8分加熱する。

④ 肉と野菜を鍋に入れ、スーパーこんぶ水を加えて5分煮る。ルウを入れて混ぜながらさらに5分煮ればでき上がり。こんぶ水で炊いたごはんにかけてどうぞ。

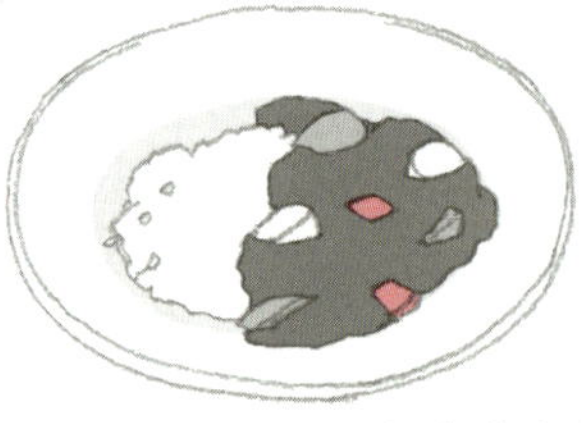

アッという間にできますよ！

スーパーこんぶ水で作るペペロンチーノ

僕の家は天神橋筋にある会社のビルの5階にあります。職住接近というわけです。午前中会社で仕事をして、お昼になったら上に上がってランチ。妻もうちの会社で働いているので、先に手の空いたほうから自宅に戻って食事の支度をします。階段を上がりながら冷蔵庫にあるものを頭に浮かべてメニューを決めるのですが、たいてい麺類やチャーハンなどのアッという間にできる簡単ランチです。

ここでご紹介するペペロンチーノも我が家のお昼にしばしば登場するメニュー。スーパーこんぶ水の塩分があるので、スパゲティを茹でるときは塩を入れません。こんぶ水がスパゲティの美味しさを引き出します。

●材料（2人分）スパゲティ170グラム、オリーブ油こんぶ（55頁参照）大さじ1、にんにく大1かけ、赤唐辛子1本、スーパーこんぶ水5カップ

① にんにくはつぶし、赤唐辛子は輪切りにする。
② 鍋にスーパーこんぶ水を沸騰させ、スパゲティを入れて茹でる。
③ フライパンにオリーブ油こんぶとにんにく、赤唐辛子を入れて弱火で熱し、香りが出てきたら②の茹で汁大さじ3を入れ、スパゲティを入れてざっと混ぜる。

〈メモ〉ペペロンチーノができれば、あとはトマトを刻んで入れたり、ベーコンやハムを刻んで入れたりと、冷蔵庫にあるものをアレンジして加えてみてはどうでしょう。

スーパーこんぶ水を使った簡単料理
美味しいですよ～

●葉物野菜と油揚げ、さつま揚げの煮物

　大根の葉、またはかぶの葉を食べやすい長さに切る。細く切った油揚げとさつま揚げを野菜と一緒に器に入れ、スーパーこんぶ水大さじ５を加え、５分間電子レンジ（600w）で加熱する。

　食べるときにちりめんじゃことかつお節をふりかけるとでき上がり。

●塩焼きそば

　フライパンで豚肉とキャベツを炒め、焼きそばをのせてたっぷりのスーパーこんぶ水をまわしかけ、はしでそばをときほぐす。水分がなくなれば弱火にし、好みで刻んだねぎ、紅生姜、かつお粉、青のり粉をふりかける。ソース焼きそばとはひと味違った風味がまた美味しい。

●塩分10倍スーパーこんぶ水の刺身

　薄切りにしたいか、白身魚、あじなどの刺身を皿に盛り、しょうゆの代わりにスーパーこんぶ水をつけながらいただくと、抜群に美味しい。

　刺身はいろいろ揃えなくていいんですよ！　いかならいかだけでもＯＫです。

●出し巻き卵、天津飯

子どもたちは卵料理が好きですよね。実は僕も大好きですけれどもね。

卵２個を割ってスーパーこんぶ水大さじ1½を入れてよくかき混ぜる。これを卵焼き器で焼いてクルクル巻けば、出し巻き卵、中華鍋に一気に入れてふんわりと焼けば天津飯の具材。片栗粉少々をスーパーこんぶ水少々で溶き、温かいごはんの上にかければ天津飯のでき上がり。

●とろろこんぶ汁

スーパーこんぶ水200㎖を沸騰させて椀に注ぎ、とろろこんぶを入れる。ゆずの皮を加えるといっそう美味。

スーパーこんぶ水の塩分はすまし汁にぴったりなんです。最初は薄く感じるかもしれませんが、これに慣れて美味しく感じると、あなたの味覚は正常だということになります。

●季節の野菜焼き

なす、かぼちゃ、ズッキーニ、パプリカ、れんこん、にんじんなど、好みの旬の野菜を用意し、食べやすい大きさに切る。

バットに野菜を並べ、スーパーこんぶ水をひたひたになるぐらい入れ、10分ほどつけておく。フライパンにオリーブ油こんぶ（55頁参照）を温め、野菜を焼く。あるいは蒸し器で蒸してもよい。

焼きたて、蒸したてのアツアツが美味しい。調味料はつけずに、そのままのほうが野菜の滋味が味わえますよ。

ステップ6

減塩、ダイエットを追求した喜多條家のこんぶ水レシピ

僕は毎日必ず家でごはんをいただきます。妻も作りますが、基本的には僕が作ります。

家で食べるごはんは美味しさ、栄養バランスもさることながら、素早さと食品の安全性、そして経済的にもやさしいことが大事ですね。

ここで紹介するレシピはそれらをきちんと考えたうえで提案したいすぐれものばかり。こんぶ水のおかげで手早さはバツグン、出しが美味しければ薄味で美味しい。塩分控えめなので生活習慣病の予防、ダイエット効果もあります。

鯛めし

〔鯛は焼いてから炊くので生臭さが消える〕

●材料（2合分）

鯛の切り身 …………………… 2切れ
米 ……………………………… 2合
こんぶ水 ……………………… 360mℓ
酒 ……………………………… 大さじ2
塩 ……………………………… 小さじ1

●作り方

1　鯛は両面をグリルで焼き目をつけて取り出す。
2　米はといでざるに上げて水気を切り、炊く30分前に内釜に入れてこんぶ水を加える。
3　2に酒と塩を加えて混ぜる。その上に鯛をのせて炊く（〈なごりこんぶ・54頁参照〉を適宜入れてもよい）。
4　炊き上がったら鯛を取り出して骨を取り除き、粗くほぐしてごはんの上に戻し、全体を混ぜ合わせる。

枝豆ごはん

〔枝豆の季節にぜひ作ってほしい〕

●材料（2合分）

枝豆（冷凍でも可）………… さや付きで200g
米 ……………………………… 2合
こんぶ水 …………………… 360mℓ
酒 ……………………………… 大さじ2
塩 ……………………………… 小さじ1

●作り方

1　枝豆はたっぷりの熱湯で1分ほど茹でてさやからはずす。
2　米はといでざるに上げて水気を切り、炊く30分前に内釜に入れてこんぶ水を加える。
3　2に酒と塩を加えて混ぜ、その上に枝豆をのせて炊く。

季節感と一緒にいただきます

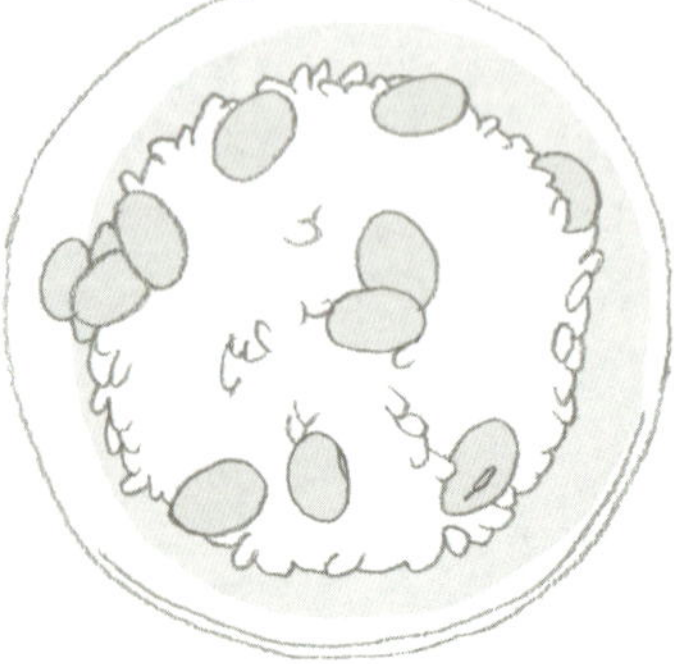

とうもろこしとプチトマトの炊き込みごはん
〔彩りと味のハーモニーがバツグン〕

●材料（2合分）

とうもろこし………………… 1本分（正味100g）
プチトマト…………………… 10個
米…………………………… 2合
こんぶ水…………………… 360㎖
白ワイン…………………… 大さじ2
塩…………………………… 小さじ1
こしょう…………………… 少々

●作り方

1　とうもろこしは包丁でこそげて実をはずし、プチトマトはヘタを取る。
2　米はといでざるに上げて水気を切り、炊く30分前に内釜に入れてこんぶ水を加える。
3　2に白ワインと塩、こしょうを加えて混ぜる。その上にとうもろこし、プチトマトをのせて炊く。
4　炊き上がったら全体を混ぜ合わせる。

メモ：トマトの酸味ととうもろこしの甘味、こんぶ水が絶妙。冷めても美味しい。

ほたての中華炊き込みごはん
〔こんぶ水でさらに旨味がグレードアップ〕

●材料（2合分）

長ねぎ ………………………… ½本
干ししいたけ ……………… 4枚
生姜の薄切り ……………… 3枚
米 ……………………………… 2合
こんぶ水 …………………… 360mℓ
ほたての缶詰（小）1缶＝70g
A（砂糖…小さじ1　ごま油…大さじ1　しょうゆ…大さじ2）
甘栗 ………………………… 5～6個

●作り方

1　長ねぎは小口に切る。しいたけは水で戻して軸を切り、4等分に切る。生姜は千切りにする。
2　米はといでざるに上げて水気を切り、炊く30分前に内釜に入れてこんぶ水を加える。
3　2にAの調味料、1、ほたてを缶汁ごと加えて炊き、炊き上がったら甘栗を加えて混ぜる。

メモ：簡単にできるちょっぴり贅沢なごはん。

卵の雑炊

〔豆腐と卵のやさしい滋味が広がる〕

●材料（2人分）

万能ねぎ……………………… 3本
木綿豆腐……………………… ½丁＝100g
卵……………………………… 2個
こんぶ水……………………… 3カップ
ごはん………………………… 100g
塩……………………………… 小さじ½
しょうゆこんぶ（56頁参照）… 適宜

●作り方

1　ねぎは小口に切り、豆腐はさいの目に切る。卵はボウルに割り入れてほぐす。
2　鍋にこんぶ水、ごはんを入れて火にかけ、煮立ったら塩、豆腐を加え、再び煮立ったらふたをして弱火で3～4分ほど煮る。
3　2に卵を全体に流し入れ、半熟状に固まったら火を止めて器に盛り、ねぎを散らしてしょうゆこんぶを適宜かける。

メモ：コツはごはんを混ぜすぎないこと、卵に火を通しすぎないこと。

キャベツとソーセージの豆乳スープパスタ

〔洋風料理にもこんぶ水が大活躍〕

●材料（2人分）

キャベツ …………………………… 200g
ウインナーソーセージ ………… 4本
スパゲティ ……………………… 160g
こんぶ水 ………………………… 1カップ
オリーブ油こんぶ（55頁参照）… 大さじ1
豆乳 ……………………………… 1カップ
塩 ………………………………… 小さじ½
こしょう ………………………… 少々

●作り方

1　キャベツは3cm四方に切る。ソーセージは斜め2等分に切る。

2　鍋にたっぷりの湯（またはこんぶ水）を沸かし、塩（分量外）を入れてスパゲティを袋の表示時間どおりに茹でる。茹で上がる2分前にキャベツを入れて一緒に茹で、ざるに上げて水気を切る。

3　フライパンにオリーブ油こんぶを入れて熱し、ソーセージを入れて中火で炒め、こんぶ水、豆乳、塩、こしょうを加え、煮立ったら2を加え、ひと煮して器に盛る。

メモ：パスタを茹でるときはこんぶ水を使うといいですよ。

かきのパスタ

〔オリーブ油こんぶは使い勝手のいい調味料〕

●材料（2人分）

かき …………………………… 100g
にんにく …………………… 1かけ
赤唐辛子 …………………… 1本
スパゲティ ………………… 160g
オリーブ油こんぶ（55頁参照）… 大さじ2
塩 …………………………… 小さじ$\frac{1}{3}$
こしょう …………………… 少々
パセリのみじん切り ……… 大さじ2

●作り方

1　かきは濃い塩水でよくふり洗いしてから水を替えて数度洗い、水気をふいて4～6等分に切る。にんにくは薄切りにする。赤唐辛子は種を取って小口に切る。

2　鍋にたっぷりの湯を沸かし、塩（分量外）を入れてスパゲティを袋の表示時間どおりに茹で、ざるに上げて水気を切る。

3　フライパンにオリーブ油こんぶ、にんにくを入れて熱し、かき、赤唐辛子を入れて中火で炒め、かきの色が変わったらパスタを加えて炒め合わせ、塩、こしょうで調味して器に盛り、パセリをふる。

お好み焼き

〔小麦粉をこんぶ水で溶くのが美味しさのコツ〕

●材料（2枚分）

キャベツ …………………… 250g
小麦粉 ………………………… 1カップ
こんぶ水 …………………… ½カップ
塩 …………………………… 小さじ¼
山芋（すり下ろしたもの）……… 30g
卵 …………………………… 2個
オリーブ油こんぶ（55頁参照）… 大さじ2
豚バラ肉 …………………… 80g
お好み焼き用ソース … 適宜　マヨネーズ … 適宜
かつお節 … 適宜　青のり … 適宜

●作り方

1　キャベツは千切りにする。
2　ボウルに小麦粉、こんぶ水、塩を入れてよく混ぜ、山芋を加えて混ぜ、卵を割り入れてさらに混ぜ合わせる。
3　2にキャベツを加えて混ぜ合わせる。
4　フライパンにオリーブ油こんぶ大さじ1を入れて熱し、3の半量を入れて丸く形を作り、豚肉を広げてのせ、弱火で5～6分焼いて裏返し、さらに5～6分焼いて取り出す。もう1枚も同様に焼く。
5　4にソース、マヨネーズ、かつお節、青のりを好みでかける。

さわらのこんぶ水蒸し
〔魚にこんぶの旨味がしみわたる〕

[魚料理]

●材料（2人分）

こんぶ 3×10cm ………… 2枚
さわら ……………………… 2切れ
こんぶ水 …………………… 1½カップ
酒 …………………………… 大さじ2
しょうゆこんぶ（56頁参照）… 適宜

●作り方

1 こんぶは1½カップの水で戻し、戻したこんぶの上にさわらをのせる。
2 フライパンに1のこんぶ水と酒を入れ、さわらを入れて火にかけ、煮立ったらふたをして弱火で7分ほど蒸す。
3 器に盛ってしょうゆこんぶをかける。

メモ：こんぶの滋味が存分に味わえる和風料理がこんなにカンタンに！

めかじきとピーマンの中華炒め

〔ごはんがすすむ人気のお惣菜〕

●材料（2人分）

めかじき … 2切れ　酒 … 大さじ1
生姜汁 … 小さじ1　ピーマン … 3個
長ねぎ …… ½本　しめじ … ½パック
片栗粉 … 適宜　オリーブ油こんぶ（55頁参照）、またはサラダ油 … 大さじ2　こんぶ水 … 大さじ2　しょうゆこんぶ（56頁参照）… 大さじ1½〜2　砂糖 … 小さじ1　ごま油 … 小さじ1

●作り方

1　めかじきは一口大に切って酒、生姜汁で下味をつけ、5〜10分おく。

2　ピーマンは2等分にして種を取り、斜め2等分に切る。長ねぎは1cm幅の斜め切りにする。しめじは石づきを切り落としてほぐす。

3　フライパンに油（大さじ1）を入れて熱し、しめじ、長ねぎを入れて炒め、少ししんなりしたらピーマンを加えてさっと炒め、取り出す。

4　フライパンに油（大さじ1）を入れて熱し、めかじきに薄く片栗粉をまぶして入れ、両面を中火で3分ほど焼く。野菜を戻し入れて、こんぶ水、しょうゆこんぶ、砂糖で調味し、仕上げにごま油を加えてざっと混ぜ合わせる。

海鮮鍋

〔こんぶ水で鍋料理がさっとできる〕

●材料（2人分）

生たら …… 2切れ　　有頭えび …… 2尾
白菜 ……… 300g　　春菊 ………… 1束
長ねぎ …… 1本
こんぶ水 ………… 6カップ　　酒 …… 大さじ2
しょうゆこんぶ（56頁参照）…… 大さじ1
塩 …… 小さじ½
ほたて …… 4個

●作り方

1　たらは一口大に切ってざるに並べ、熱湯をまわしかけて霜降りにする。えびは殻つきのまま背わたを取って洗う。
2　白菜は食べやすい大きさに切る。春菊は葉をつみ、茎は斜め切りにする。長ねぎは1cm幅の斜め切りにする。
3　鍋にこんぶ水を入れて煮立て、酒、しょうゆこんぶ、塩で調味して、1、2、ほたてを適宜入れながら火を通していただく。

メモ：締めにうどんかごはんを入れると美味しい。

鮭のちゃんちゃん焼き

〔魚にこんぶ水をふっておくと美味しさが違う〕

●材料（2人分）

鮭 …………………………… 2切れ
こんぶ水 ………………… 大さじ3
キャベツ ………………… 100g
玉ねぎ …………………… ½個
ピーマン ………………… 1個
バター …………………… 大さじ2
みそこんぶ（59頁参照）…… 小さじ2

●作り方

1 鮭はこんぶ水をふって5～10分おく。
2 キャベツは食べやすい大きさに切り、玉ねぎは薄切りにする。ピーマンは2等分にして種を除き、細切りにする。
3 アルミホイルにキャベツと玉ねぎ、ピーマンをのせ、その上に鮭をのせてみそこんぶ、バターをのせて全体を閉じ、オーブントースターで10～15分焼いて取り出す。
4 アルミホイルを開けて鮭を崩し、全体を混ぜながらいただく。

鯛のジュレ和え

〔ジュレが料理をステキにおしゃれに、美味しく！〕

●材料（2人分）

鯛の刺身 ……………………… 80g
貝割れ菜 ……………………… ½パック
みょうが ……………………… 1個
こんぶ水ジュレ（68頁参照）… 大さじ4
しょうゆ ……………………… 適宜
わさび ………………………… 適宜

●作り方

1　鯛はそぎ切りにする。貝割れ菜は根元を切り落として2等分する。みょうがは縦半分に切ってから千切りにする。

2　1を混ぜ合わせて器に盛り、こんぶ水ジュレとしょうゆをかけて、わさびを添える。

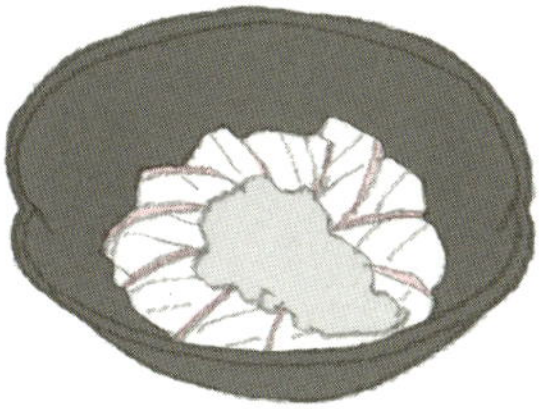

メモ：刺身は鯛でなく、ほかの白身の刺身でもOK。

和風ハンバーグ

〔パン粉をこんぶ水でしとらせるのがコツ〕

●材料（2人分）

長ねぎ … 1/2本　　大根 … 5cm
パン粉 … ⅓カップ　　こんぶ水 … 大さじ3
合びき肉 … 200g　卵 … 1個　塩 … 小さじ⅓
こしょう … 少々　サラダ油 … 大さじ1
酒…大さじ1　しょうゆこんぶ（56頁参照）…大さじ2　みりん…大さじ2　砂糖…小さじ1

●作り方

1　ねぎは縦半分に切り、小口に切る。大根は皮をむいてすり下ろす。
2　パン粉はこんぶ水を加えてしとらせる。
3　ボウルにひき肉、卵、1のねぎ、2、塩、こしょうを加えてねばりが出るまでよく混ぜて2等分にし、小判形に成形する。
4　フライパンに油を入れて熱し、3を入れて中火で焼き、焼き目がついたら裏に返してふたをし、弱火で7～8分焼いて取り出す。
5　4のフライパンに酒、しょうゆこんぶ、みりん、砂糖を加えてフライパンをゆすりながら煮詰める。
6　ハンバーグを器に盛って1の大根おろしをのせ、5のソースをかける。

大根と豚肉の煮物

〔煮物もこんぶ水があれば手早くできる〕

●材料（2人分）

大根 ……………………………… 350g
豚肩ロースかとんかつ用肉 … 150g
サラダ油 ………………………… 大さじ1
酒 ………………………………… 大さじ1
こんぶ水 ………………………… ½カップ
みりん …………………………… 大さじ2
砂糖 ……………………………… 小さじ1
生姜の薄切り …………………… 2枚
赤唐辛子 ………………………… 1本
しょうゆ ………………………… 大さじ2

●作り方

1　大根は皮をむいて2cm幅の半月形に切る。豚肉は一口大に切る。
2　フライパンに油を入れて熱し、豚肉を入れて両面を中火で焼き付け、大根を加えて混ぜる。酒をふり、こんぶ水、みりん、砂糖、生姜、赤唐辛子を加え、煮立ったら弱火で15分煮る。
3　2にしょうゆを加え、ふたをしてさらに弱火で5分煮て火を止める。そのまま10分ほどおき、味をしみ込ませる。

鶏のから揚げ

〔鶏肉の臭みをこんぶが消してくれる〕

●材料（2人分）

鶏もも肉 …………………… 300g
こんぶ水 …………………… 大さじ2
塩 ………………………… 小さじ⅓
生姜汁 ………………… 小さじ1
なごりこんぶ（54頁参照）… 20g
溶き卵 …………………… ½個分
小麦粉 …………………… 大さじ4
揚げ油 …………………… 適宜

●作り方

1　鶏肉は余分な脂肪を取り除き、筋を切って一口大に切る。ボウルに入れてこんぶ水、塩、生姜汁、なごりこんぶを加えて混ぜる。

2　１に溶き卵を入れて混ぜ、小麦粉を加えて混ぜ合わせる。

3　フライパンに揚げ油を入れて熱し、２を入れて途中上下を返しながら弱火で７～８分揚げ、火を強めて２分、こんがりと揚げる。

メモ：いつものから揚げと美味しさを比べてみて！

鶏だんご鍋

〔肉だんご鍋は幅広い年代に大人気〕

●材料（2人分）

鶏ひき肉 ……………………… 200g

A｛長ねぎのみじん切り…大さじ2　生姜汁…小さじ1
酒…大さじ1　しょうゆ…小さじ1
片栗粉…大さじ1　水…大さじ1

水菜 ………… ½わ　　にんじん ………… ½本

長ねぎ ……… 1本　　しめじ …………… 1パック

こんぶ水 ……………………… 6カップ

B｛酒…大さじ2　みりん…大さじ2
しょうゆこんぶ（56頁参照）… 大さじ2

好みですだち、もみじおろしなど

●作り方

1　ボウルに鶏ひき肉とAをすべて入れ、よく混ぜて肉だんごを作る。

2　水菜は3～4cm長さに切り、にんじんは薄い短冊に切る。長ねぎは斜め1cm幅に切る。しめじは石づきを切ってほぐす。

3　鍋にこんぶ水とBの調味料を煮立て、煮立ったら肉だんごをスプーンなどですくって順次入れ、アクが浮いてきたらすくい、野菜を順番に加えて火が通るまで煮る。

4　好みですだちやもみじおろしと一緒にいただく。

数種の野菜と豚肉の蒸し物
〔簡単にできる栄養バランスのいい一品〕

●材料（2人分）
豚ロースしゃぶしゃぶ用肉 … 100g
こんぶ水 …………………… 大さじ3
キャベツ …………………… 200g
かぼちゃ …………………… 100g
れんこん …………………… 100g
生しいたけ ………………… 2個
タレ {しょうゆこんぶ（56頁参照）+すだち
ポン酢こんぶ（58頁参照）}

●作り方
1 豚肉はこんぶ水をふって手でもみ、5分ほどおく。
2 キャベツはくし形に切り、かぼちゃは1cm幅に切る。れんこんは1cm幅の半月形に切り、しいたけは2等分に切る。
3 せいろに野菜を並べ、その上に豚肉を広げてのせる。
4 たっぷりの湯を沸かし、3をのせてふたをし、7～8分蒸す。
5 好みのタレをかけていただく。

メモ：野菜はこのほかにもさつまいも、アスパラガス、小松菜、エリンギなど、好みのものを組み合わせてもOK。

鶏肉のピカタ
〔手早さが嬉しい、お弁当のおかずにもなる鶏料理〕

●材料（2人分）
鶏胸肉 ………………………… 200g
塩 ……………………………… 小さじ¼
こしょう …………………… 少々
卵 ……………………………… 1個
オリーブ油こんぶ（55頁参照）………… 大さじ2

●作り方
1 鶏肉は皮を取って余分な脂を取り除き、一口大のそぎ切りにして塩、こしょうをふる。
2 ボウルに卵を割り入れ、ほぐす。
3 フライパンにオリーブ油こんぶを入れて熱し、鶏肉を卵液にくぐらせて入れ、焼き目がついたら裏に返し、弱火で3分ほど焼く。

メモ：炒め物、フライパンで焼く料理にはオリーブ油こんぶが大活躍、美味しさが確実にアップしますよ。

根菜のラタトゥイユ

〔こんぶ水で野菜の滋味がさえる〕

●材料（2人分）

かぼちゃ … 100g　れんこん … 100g
にんじん … 100g　ごぼう … 80g
玉ねぎ … ½個　オリーブ油 … 大さじ2
にんにくのみじん切り … 小さじ1
こんぶ水 … ⅓カップ　カットトマト缶 … 1缶　塩 … 小さじ⅔　こしょう … 少々

●作り方

1　かぼちゃは1cm幅に切り、さらに3～4等分に切る。れんこんとにんじんは1cm幅の半月切りにする。ごぼうは皮をこそげて1cm幅の斜め切りにして水にさらし、水気を切る。玉ねぎはみじん切りにする。

2　鍋にオリーブ油を入れて熱し、玉ねぎ、にんにくを入れ、弱火で玉ねぎが透き通るまで炒める。

3　2に野菜を加えて中火で炒め合わせ、こんぶ水、トマト、塩、こしょうを加え、煮立ったらふたをして弱火で15分煮る（途中でときどき混ぜる）。

4　水分が残っているようなら火を強めて少し煮詰める。

かぼちゃとこんぶの煮物

〔こんぶを一緒に煮るおふくろの味〕

●材料（2人分）

かぼちゃ …………………… 400g
なごりこんぶ（54頁参照）… 50g
こんぶ水 …………………… 1カップ
みりん ……………………… 大さじ1
しょうゆ …………………… 大さじ1

●作り方

1　かぼちゃは種とわたをスプーンで取り、3～4cm幅に切ってさらに3～4等分に切る。

2　鍋にかぼちゃを皮を下にして入れ、なごりこんぶとこんぶ水、調味料を入れて中火にかけ、煮立ったらふたをして弱火で12～15分、かぼちゃに串がすっと通るまで煮る。

メモ：煮物はこんぶ水があればサッとできる。

野菜のピクルス
〔作り置きして朝食にお弁当に大活躍〕

●材料（作りやすい分量　冷蔵庫で１週間保存できます）

パプリカ ……………………… １個＝正味120g
プチトマト ………………… ８個
きゅうり …………………… ２本＝200g

A
- こんぶ水 … １カップ
- 白ワインビネガー … ⅓カップ
- 砂糖 … 大さじ３
- 塩 … 大さじ½
- 粒こしょう … ５粒
- ローリエ … １枚
- 赤唐辛子 … １本

●作り方

1　パプリカは縦半分に切って種を取り、さらに４等分に切る。プチトマトはヘタを取って楊枝で５～６カ所ほど表面をさす。きゅうりは１cm幅に切る。

2　鍋にAを入れて火にかけ、砂糖、塩を煮溶かして冷ます。

3　野菜を保存容器に入れて２を注ぐ（１時間後から食べられる）。

にんじんサラダ
〔ツナとにんじんの相性が抜群〕

●材料
にんじん …………………… 1本
ツナ缶 ……………………… 1缶
パセリのみじん切り ……… 大さじ2
オリーブ油こんぶ（55頁参照）………… 大さじ2
白ワインビネガー ………… 大さじ1½
塩 …………………………… 小さじ¼
こしょう …………………… 少々

●作り方
1　にんじんは皮をむき、包丁かスライサーで千切りにする。ツナ缶は缶汁を切る。
2　ボウルにオリーブ油こんぶ、ビネガー、塩、こしょうを入れて混ぜ、にんじんとツナを加えて混ぜ合わせる。
3　5分ほどおいて味をなじませ、パセリを混ぜる。

メモ：朝食に、お弁当にと重宝する一品。色がきれい、さっぱり味が旨い！

北海道の各種こんぶが大坂に集まった

どうしてこんぶの産地でもない大阪が「こんぶの佃煮《つくだに》」や「塩こんぶ」といったこんぶ食品の名産地になったのか、あるいは「出しこんぶ」の問屋が集中する地域になったのでしょうか。

それは、豊臣秀吉が京大坂に権力と富を集めた時代から江戸時代にかけて、大坂が「天下の台所」といわれるほど、食糧、食品の流通の中心地になったからです。特に、江戸時代前期、北前船による日本海の大輸送ルートが下関から瀬戸内海を通って大坂まで延びて以降、日本人の食生活のベースであるこんぶもまた、大坂に集まってきたわけです。

そうして、素材としてのこんぶは、大阪できちんとした食品となって、消費者のもとに届けられるようになりました。

最近、「和食」がユネスコの無形文化遺産に登録されましたが、和食、日本料理は、こんぶの出しがなければ成り立ちません。そして、四方を海に囲まれた日本は、世界でもまれに見る「海藻王国」ですが、なかでもこんぶは、食材というだけでなく、神様へのお供えや縁起物としても私たち日本人の生活と密接に結びついてきました。

奈良、平安の昔から、天然こんぶはほとんど北海道で生産されてきたといっても過言ではないでしょう。主なこんぶを、生産地とともにあげておきましょう。

「真こんぶ」は、厚みがあり、幅も広い、こんぶの最高級品。上等な出し、極上おぼろ、塩こんぶなどのほか、結納品の飾りにも使われます。函館方面から南茅部《みなみかやべ》など噴火湾沿いの地域が産地。

「羅臼こんぶ」は、「真こんぶ」と並ぶ高級品。こんぶ自体の色は少し赤茶色や黄色みを帯びていますので、出しをとると少しこんぶの色が出ますが香りがよく、コクのある出しがとれます。独特の粘りがあり、出しこんぶだけでなくそのままおやつこんぶとして食べても、美味しい。世界自然遺産・知床半島の羅臼地方が生産地です。

「利尻こんぶ」は、「真こんぶ」に比べるとやや固めですが、色の出ないよい出しがとれ、京都の会席料理などに使われます。特に「千枚漬け」には必需品です。

産地は、名前のとおり、利尻島から礼文《れぶん》島周辺、そして留萌《るもい》から天塩《てしお》、稚内《わっかない》にかけての日本海側と、稚内から紋別《もんべつ》あたりまでのオホーツク海側。

「日高こんぶ」は太平洋に突き出た襟裳《えりも》岬の両側で採れる、一般家庭向きのこんぶ。出しこんぶや、こんぶ巻、煮こんぶなどに最適です。

専門家が教えてくれたこんぶパワーの素晴らしさ

こんぶの「うまみ」、とよくいわれます。漢字で書けば「旨味」。これが、こんぶ最大の魅力なのに、でも、それをどう伝えればいいのか、本当に困ってしまいます。

こんぶの「うまみ」のエッセンスはグルタミン酸です。明治の末の頃、京都生まれの物理学者で東京帝国大学教授の池田菊苗博士が、湯豆腐に舌鼓を打っていたときに、ふと「この風味の根源は、一体どこにあるのだろうか」と思いいたりました。そこから、博士は湯豆腐に入っていた「出しこんぶ」の分析に取りかかります。

そして、明治41年（1908年）、グルタミン酸（アミノ酸の一種）の抽出に成功しました。

こんぶから出る、この味。砂糖の甘さでもない、塩の辛さでもない、酸っぱさとも違うし、苦味でもない……。もうこれは、「うまい」というしかないもので、ここから「うま味（旨味）」のことばも生まれたのです。

また、こんぶの「うまみ」に含まれる、甘味、辛味、といったものが、調味をするなかでの減糖や減塩につながったりもするわけです。健康配慮の基本中の基本です。

時代は変わって21世紀、大阪のこんぶ屋のおやじは、もっとこんぶの素晴らしさを知りたいということで戎橋《えびすばし》小倉屋の池上勇塾長の元に「平成こんぶ塾」という研究会を立ち上げました。そこで行われた講義のテーマのなかから、こんぶの持つ健康効果、ダイエット効果などにつながるものを、講師の先生のお名前とともに列記しておきます。なお、役職は当時のものです。

「UMAMI（うまみ）と昆布と日本人」大塚滋（武庫川女子大教授）
「ベジタリアンと昆布」垣本充（大阪信愛女学院短大副学長）
「昆布と健康」爲後喜光（辻学園調理技術専門学校本部長）
「昆布と富山の薬売り」旭堂小南陵（講談師）
「がん抑制食品としての昆布」山本一郎（北里大学衛生学部長）
「昆布と薬膳と中国料理」程一彦（台湾料理研究家）
「昆布と成人病予防」西澤一俊（東京教育大学名誉教授）
「昆布の薬理効果」野田宏行（三重県総合企画局顧問）

こうしたカリキュラムが、食材としてのこんぶの奥深さと偉大な力をはっきりと認識させてくれました。今、細かく刻んだこんぶの普及で、さらに多くの方々に手軽にこんぶパワーをお届けできるようになったことを僕はとても嬉しく思っています。

こんなに嬉しい効果が！「こんぶ水」体験談

◆肌がきれいになった、便秘が解消された！

石田あつ子（仮名　33歳）

「こんぶを食べると髪の毛がつやつやしてきれいになるのよ」

幼い頃からおばあちゃんにこう言われて育った私です。でもどうしてなんだろうとずっと不思議に思っていましたが、喜多條さんの本を読み、髪の毛はともかく、肌にとてもいいことを知り、こんぶ水を日常的に使うようになりました。

「こんぶ水」をアレンジして季節のドリンクにする、そして料理に水を使うときはすべて「こんぶ水」にしています。そのおかげか、以前より肌がしっとりとして、お化粧のノリが確かによくなりました。そして、なによりも、便秘が解消されたのが嬉しい！

こんぶに含まれるフコイダンは水に溶ける水溶性の食物繊維なので、便が柔らかくなるだけでなく、同時に腸内で発酵して腸を刺激し、便通をうながしてくれるとのこと。ですから腸が常にすっきりとして、毎日が快適です。

まるでヨーグルトと同じような効き目があるというわけですね。

◆血圧が下がり、コレステロール値が改善されました

高橋雄一郎（仮名　56歳）

ある作家が高血圧を改善するために、毎朝「こんぶ水」を飲んでいるという記事を雑誌で読んで以来、「こんぶ水」に関心を持っていました。というのは、私も血圧とコレステロール値が高めで、体型もいわゆるメタボ。なんとかしたいと思っていたところでした。

そんな頃テレビで偶然喜多條さんの話を聞き、「こんぶ水」の便利さ、生活習慣病に対する医学的な根拠がよくわかりました。早速我が家でもこんぶ水生活をスタートさせ、日々その恩恵にあずかっています。

まず料理に多用することで、驚くほど所要時間が短縮されました。朝のみそ汁がスピーディーにできること！　こんぶ水を取ったあとの「細切りこんぶ」もさまざまに工夫し、バクバクと食べています。酢の物に、サラダに、煮物に、といった具合です。

そうした生活を1年近く続けるうちに、なんと血圧が上も下も正常値になり、コレステロール値も画期的に下がったのです。体重は3キロ減、今や「こんぶ水」のない生活は考えられなくなっています。喜多條さんに感謝あるのみです。

おわりに●こんぶに取りつかれて

ずっと、ずっと、僕は悩み苦しんでいました。

つらい、涙の出るような夢を何度、夜中に見て飛び起きたことでしょう。戦後、職業軍人だった父親と成金の娘の母親が始めたこんぶ問屋の看板をおろす夢を……。

その理由は、ふたつあります。ひとつは若い世代の和食離れが進み、「出しこんぶ」が売れなくなってきたことにあります。

もうひとつは、苦労して生産者が作った作物を、伝票ひとつで右から左に動かして暴利をむさぼる仕事が問屋業だと世間から見られ、「問屋不要論」が叫ばれる時代になりつつあるということでした。

まず、僕が扱っている「こんぶ」の位置づけがずいぶんと変わってきているように思います。歴史的に見れば400年ほど前から庶民に使われてきたこんぶですから、最初は食料として、そしてバブル期には美食・飽食の材料として重宝されました。現在は健康志向中心の食材に捉《とら》えられています。ただ、残念なことにこんぶに限っては使い方があまりにもむずかしくいわれ続けてきました。

現在は国民総多忙時代ですから、消費者が求めているのは簡単・手軽でありながら、本物の味と健康を得られる食品です。そういうなかで「こんぶ」は本物の味と健康は得られますが、簡単・手軽なものではありませんでした。

もうひとつの問屋業のほうですが、本来は「目利き」ができる商人が、消費者に代わって生産者に求められている商材を指導して作り、場合によっては生計の面倒まで見たものでした。そして、でき上がった作物を目利きして、いちばん利用価値の高いところに安定した価格で販売するのが問屋業の仕事でした。

ところが現在では、単に商品を動かして手数料を稼ぐだけの、ブローカーになってしまいました。確かに問屋不要論が叫ばれてもおかしくない状況です。

僕が生まれてからずっと住んでおり、現在も商売をしている大阪・天満という土地は、昔から乾物問屋の日本の中心地でした。

乾物といえば、こんぶ、わかめ、のり、かんぴょう、ごま、しいたけなどたくさんありますが、悲しいことにそれらを扱う商店は、いずれも決して将来有望な職業ではありません。

そんな僕が悲観的になっていたときに出会った本があります。同じ天満にあった寒天問屋を描いた小説です。

天満の寒天問屋の番頭さんが、命をかけて極上の寒天を開発し、さまざまに工夫した結果でき上がったのが現在の羊羹《ようかん》だそうです。

小説によると、羊羹の製法を見つけ出すのに数年の年月がかかったとか。それも結果的には偶然できたものだったようです。

主人公は偶然できた素晴らしく美味しい羊羹を継続して作り続け、しかもその技術を、惜しみなく同業者や消費者に伝えたというのですから、太っ腹な人だったのでしょう。だからこそ今の時代まで羊羹は和菓子の代表格として存続し続けているのです。

この話は、僕にも少し重なります。こんぶをできるだけ細く切り、水に入れて「こんぶ水」として使うということは、僕にとっても偶然発見したことでした。また食塩を最初から加える「スーパーこんぶ水」も同様です。どちらもこんぶに熱中している僕が、ある日偶然ひらめいて試したものです。

それまでは頭のなかでは、何とかしなくてはいけないと思いながらも、実際に自分で体験することもなく、料理を懸命に工夫することもありませんでした。ところが、きっかけをつかんだ2012年の春からは毎日のように朝早くから（ほぼ深夜といわれる時間帯です）台所に立ち、こんぶ水を使ったさまざまな料理を実験・試作・試食・試飲し続けているのです。それが面白くてしょうがない、それがほんとうのところです。

しかもそんな生活を続けているうちに、実際に僕自身がやせて、健康になったのです。また、こんぶ水活用者の方々からも「やせた」「肌の調子がいい」「血圧が下がった」といった声をたくさんいただくようになりました。

周りの友人たちは、僕のことを「こんぶに取りつかれた男」と呼んでいるそうですが、僕にとってそれは大きな勲章だと胸を張って受け止めています。

「こんぶのためになることであれば、どんなことでもいたします」

これが僕の今の口癖になっているのです。こんぶやこんぶ水のお話をするためならどこへでも飛んでいきますので、お声をかけてください。

今晩もきっと夜中に夢を見て、飛び起きるでしょう。笑顔でこんぶを持った、世界中のシェフと消費者の皆様に囲まれた僕自身の夢を。

喜多條清光

〈著者プロフィール〉
喜多條清光（きたじょう・きよみつ）
1951年大阪天神橋生まれ。20歳で父親の会社、大阪昆布海産株式会社に入社。その後株式会社天満大阪昆布を設立。食へのこだわりから8年間フランス料理教室や調理師学校に通い、調理師免許、ふぐ免許を取得、国内外の料理を食べ歩く。「平成こんぶ塾」を開き、昆布の普及のために研鑽を重ねる日々を送っている。作詞家の喜多條忠は兄。主な著書に『健康と美容によい。おいしくてかんたん。奇跡の昆布革命』（大和書房）、『大阪天神橋昆布問屋の昆布水レシピ』『塩分半分でもおいしい！昆布水の減塩レシピ』（ともにメディアファクトリー）、『昆布水のごちそうレシピ12カ月』（KADOKAWA）がある。

飲むだけでやせる!　健康になる!　魔法のこんぶ水
2014年3月5日　第1刷発行

著　者　喜多條清光
発行人　見城 徹
編集人　福島広司

GENTOSHA

発行所　株式会社 幻冬舎
〒151-0051　東京都渋谷区千駄ヶ谷4-9-7

電話　03(5411)6211(編集)
03(5411)6222(営業)
振替00120-8-767643
印刷・製本所：株式会社 光邦

検印廃止

ISBN978-4-344-02546-2　C0095
幻冬舎ホームページアドレス　http://www.gentosha.co.jp/

この本に関するご意見・ご感想をメールでお寄せいただく場合は、
comment@gentosha.co.jpまで。